Dr. Thomas Wessinghage
Markus Ryffel
Valentin Belz

Aqua-Fit®

by Ryffel Running

since 1984

Dr. Thomas Wessinghage
Markus Ryffel
Valentin Belz

Aqua-Fit®

by Ryffel Running

since 1984

Schonendes Ganzkörpertraining für Kraft, Ausdauer, Koordination und Beweglichkeit

IRISIANA

Danksagung

Vor einigen Jahren entstanden das Bedürfnis und das Vorhaben, ein Buch über das einzigartige Ganzkörpertraining zu veröffentlichen. Nun ist es endlich so weit! Dank der großartigen Unterstützung und Zusammenarbeit mit dem gesamten Heinrich Hugendubel Verlag im Allgemeinen und der Lektorin Alexandra Kosian-Krishnabhakdi im Speziellen konnte unser Projekt realisiert werden. Unterstützt haben uns und unser Produkt im Laufe der Jahre weit über 700 ausgebildete *Aqua-Fit*-Leiterinnen und -Leiter.

Herzlich bedanken möchten wir uns bei Manuel Frey, der die Inhalte des Buches vom Entwurf bis zur Fertigstellung begleitet und kommentiert hat und bei Roland Bärtsch, der Teile des Buches wesentlich beeinflusste. Beide sind auch im Bereich der Aus- und Weiterbildung der *Aqua-Fit*-Leiter für uns tätig.

Ganz speziell bedanken wir uns bei jenen, die Pionierarbeit und Weiterentwicklung geleistet haben. Es sind dies Lilo Kennel, Evelyne Rathgeb, Dr. med. Ursula Imhof, Dr. Gaudenz Bachmann, Martin Erpen, Urs Gerig, Hermann Schumacher, Dr. med. Hans Spring und Mathias Thierstein.

Dr. Thomas Wessinghage, Markus Ryffel, Valentin Belz, Bern 2005

Bibliografische Information *der Deutschen Bibliothek*
Die Deutsche Bibliothek verzeichnet diese Publikation in der Deutschen Nationalbibliografie; detaillierte bibliografische Daten sind im Internet unter http://dnb.ddb.de abrufbar.

Textredaktion: Annette Gillich
Umschlaggestaltung: Die Werkstatt München / Weiss · Zembsch,
unter Verwendung eines Motivs von Jürg Bapst
Abbildungen: Andreas Gonseth und Jürg Bapst, digitalvision, Thomas Krauer (Seite 100, 102, 114), Manfred Reichling (Seite 103), Adidas International (Seite 111), Dr. med. Hans Spring (Seite 146), Nike Free (Seite 151)
Produktion: Ortrud Müller
Satz: EDV-Fotosatz Huber / Verlagsservice G. Pfeifer, Germering
Druck und Bindung: Druckerei Uhl, Radolfzell am Bodensee
Printed in Germany

ISBN 3-7205-2587-2

Inhalt

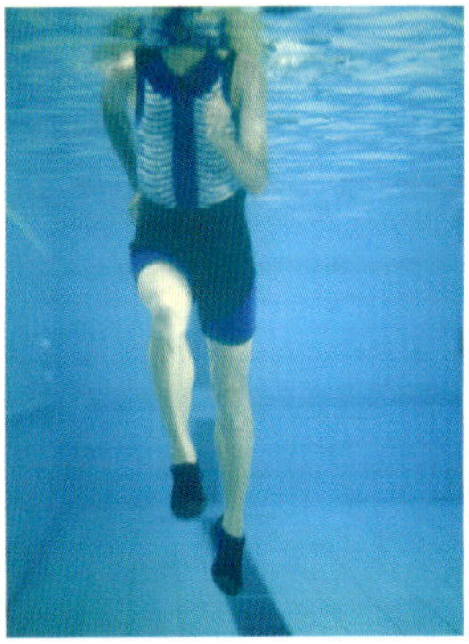

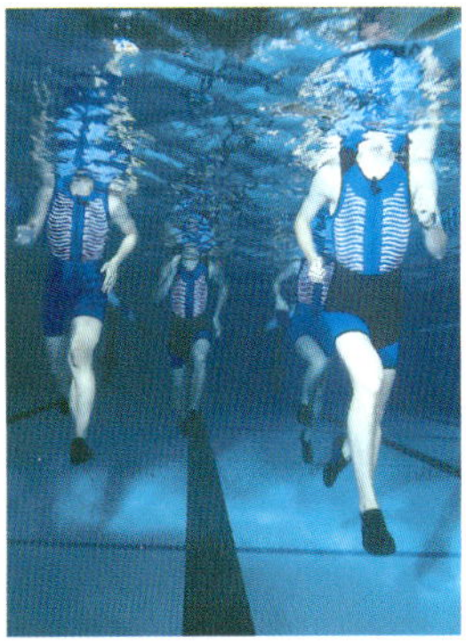

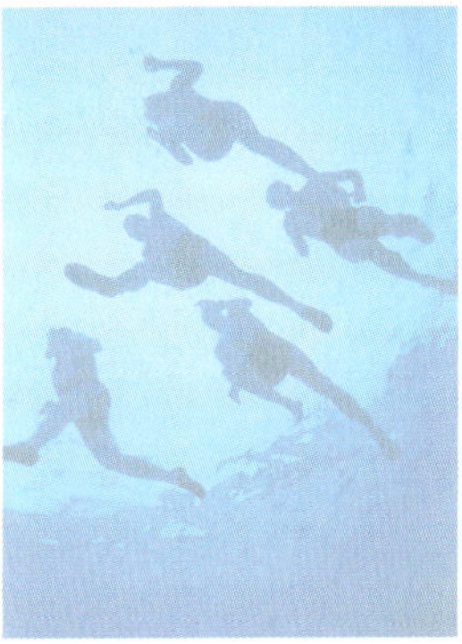

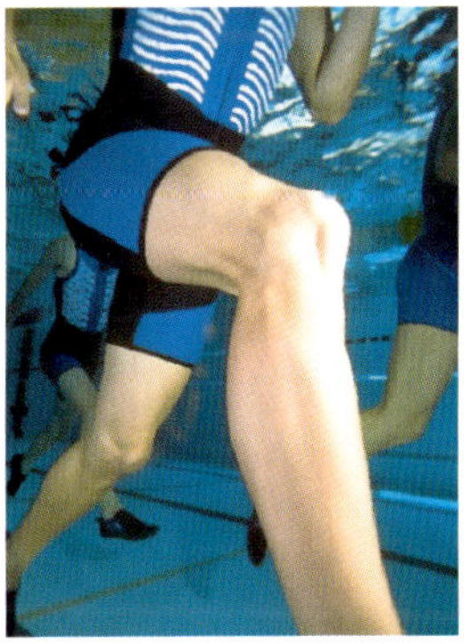

Grundlagen

Aqua-Fit in der Praxis

Ein Sport für das ganze Jahr

Aqua-Fit für die Gesundheit

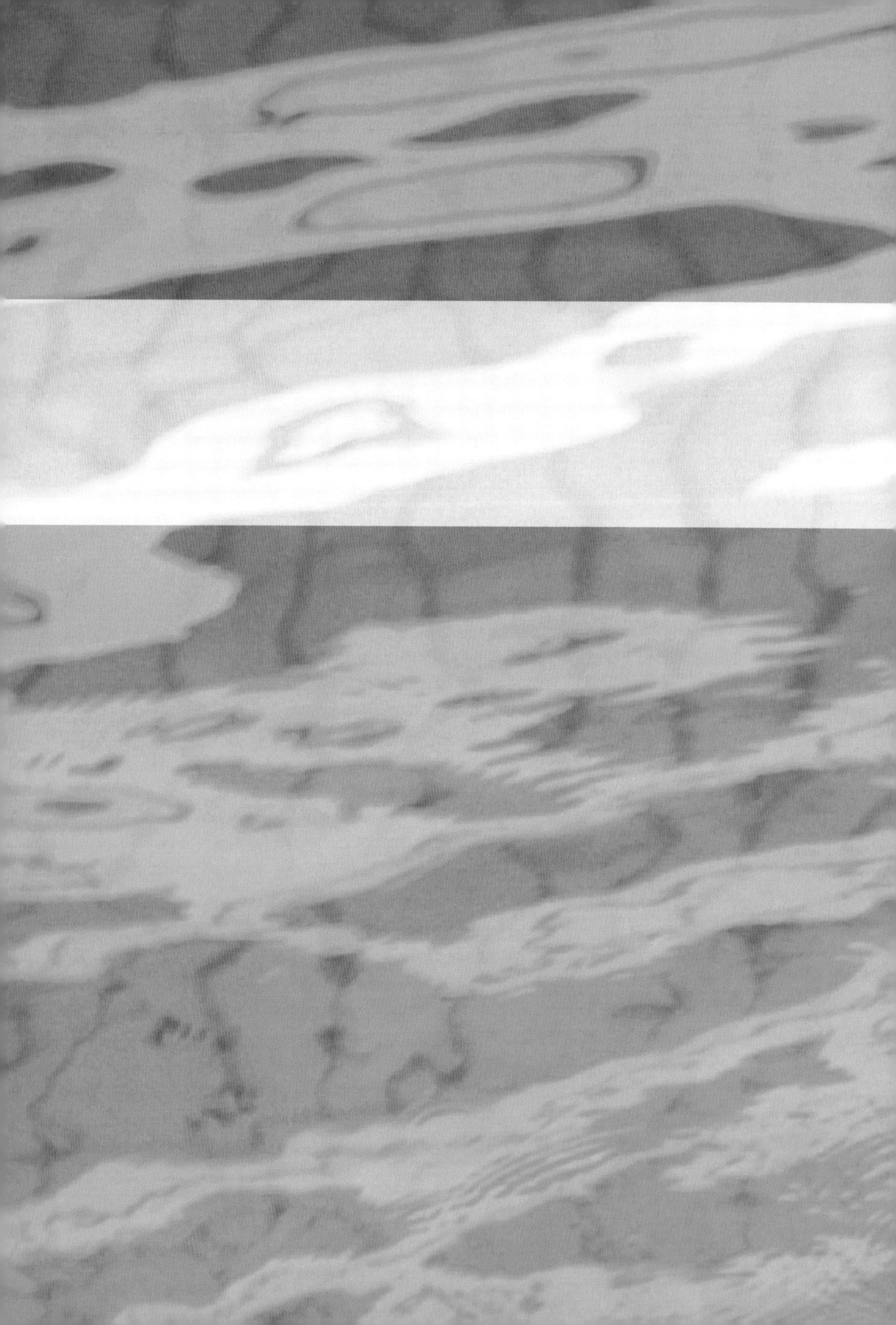

Grundlagen

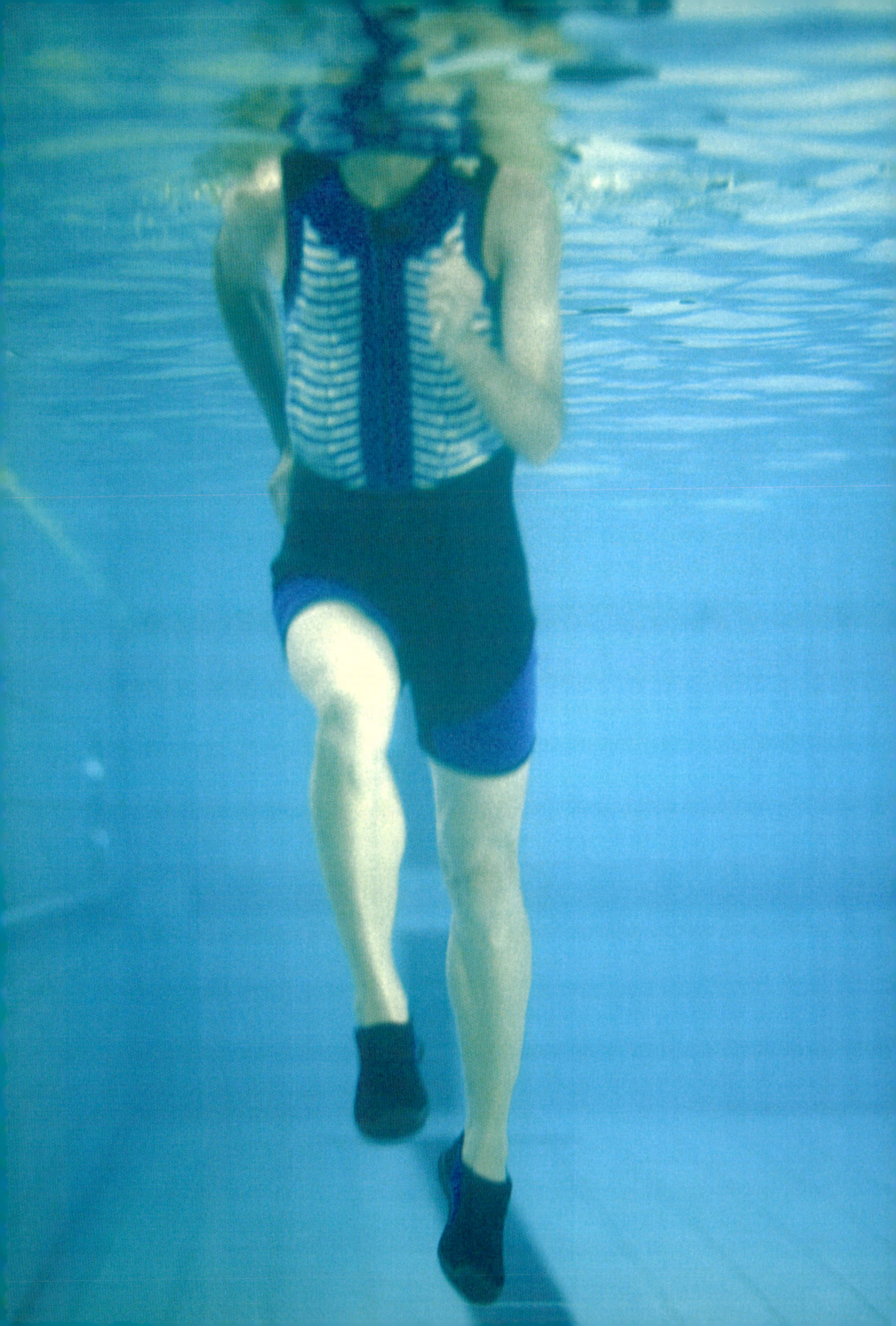

Was ist *Aqua-Fit*?

Aqua-Fit – das ist doch ein Bewegungstraining für ältere, übergewichtige oder rekonvaleszente Menschen, oder? Stimmt. Aber *Aqua-Fit* ist weit mehr als das. Es ist eine Kombination von Gymnastik und Ausdauertraining (*Deep Water Running*) im schwimmtiefen Wasser, ein einzigartiges, schonendes Ganzkörpertraining für Jung und Alt, für Untrainierte genauso wie für Leistungssportler. Mit Hilfe einer speziellen Auftriebshilfe werden die Vorteile des Wassers genutzt.
Vielleicht gehören auch Sie zu jenen Zeitgenossen, die in dem wohlbekannten Teufelskreis stecken: Sie haben häufig Schmerzen, vornehmlich im Rückenbereich, aber auch die Knie und überhaupt die Gelenke machen sich bemerkbar. Sie schonen sich – und die Schmerzen nehmen zu.
Aqua-Fit verhilft Ihnen zum Wiedereinstieg ins körperliche Training und damit zu mehr Lebensqualität. Herz-Kreislauf-Beschwerden und Rückenleiden werden mit dem Ausdauertraining und der Wassergymnastik wirksam bekämpft. Oder mit anderen Worten: Sie trainieren im Wasser Ausdauer, Kraft, Koordination und Beweglichkeit – und verbessern damit deutlich Ihre Kondition.

Das Wassertraining wurde in den USA entwickelt

Wie so vieles hat auch das Wassertraining seinen Ursprung in Amerika. Genau genommen begann alles in Asien. Ein Pilot und ambitionierter Läufer namens Glenn McWaters stürzte im Vietnamkrieg mit seinem Helikopter ab und wurde schwer verletzt. Die Ärzte machten ihm wenig Hoffnung, dass er überhaupt jemals wieder laufen könne. Doch McWaters gab nicht auf. Er führte begleitend zur Therapie ein zusätzliches Training im Bad des Krankenhauses durch, wo er die Laufbewegungen gegen den Wasserwiderstand ausführte, während er sich am Beckenrand festhielt. Er wollte unbedingt möglichst rasch wieder laufen können. Da er bei den Bewegungen am Beckenrand bald feststellte, dass er nur seine Beine forderte, nicht aber die Muskulatur des Rumpfs, suchte er nach einer Möglichkeit, quer durchs Becken zu laufen. Wonach er Ausschau hielt, war eine Auftriebshilfe. Schnell musste er aber einsehen, dass die herkömmlichen Schwimmwesten den Körper waagerecht an die Wasseroberfläche bringen, die senkrechte Position im Wasser ist meistens nicht realisierbar. Deshalb entwickelte er in Zusammenarbeit mit einem bio-

Aqua-Fit ist eine Kombination von Laufen im Wasser (Deep Water Running) und Wassergymnastik.

energetischen Institut eine Weste aus Neopren, die die gewünschte senkrechte Wasserlage ohne zusätzliche Muskelspannung zulässt. Er konnte sich damit ganz auf die natürliche Laufbewegung konzentrieren. Seine Fortschritte in der Rehabilitation beschleunigten sich, da bei den Übungen nun der ganze Körper gefordert wurde. Die Bewegungen waren nicht mehr nur konzentriert auf eine Muskelgruppe, sondern auf ganze Muskelketten, die an einer funktionellen Bewegung wie zum Beispiel dem Laufen beteiligt sind. McWaters' Gesundheitszustand verbesserte sich stetig.

Aqua-Fit ist ideal für den Trainingseinstieg nach Verletzungen oder Unfällen.

Gelenkschonendes Training

Die Auftriebshilfe aus wärmeisolierendem Neopren führt im Wasser zu einem Schwebezustand. Während des gesamten Trainings gibt es keine Schläge (exzentrische Belastungen siehe Seite 35) auf den Bewegungsapparat, das heißt auch, dass Sie beim *Aqua-Fit* keinen Muskelkater bekommen. Das gelenkschonende Training eignet sich besonders gut nach Verletzungen oder Unfällen, ist aber gleichzeitig eine vollwertige Trainingsvariante, auch für ambitionierte Sportler.
Die Technik der Schrittformen beim Deep Water Running entspricht den natürlichen Bewegungen, die sich in den Jahrmillionen der menschlichen Existenz entwickelt hat. Beim *Aqua-Fit* wird der so genannte aktive, natürliche Laufstil geschult, der auch beim Laufen an Land am schonendsten und ökonomischsten ist. Das Einzigartige: Beim *Aqua-Fit* kann sich jeder seinem Leistungsniveau entsprechend fordern und mit der

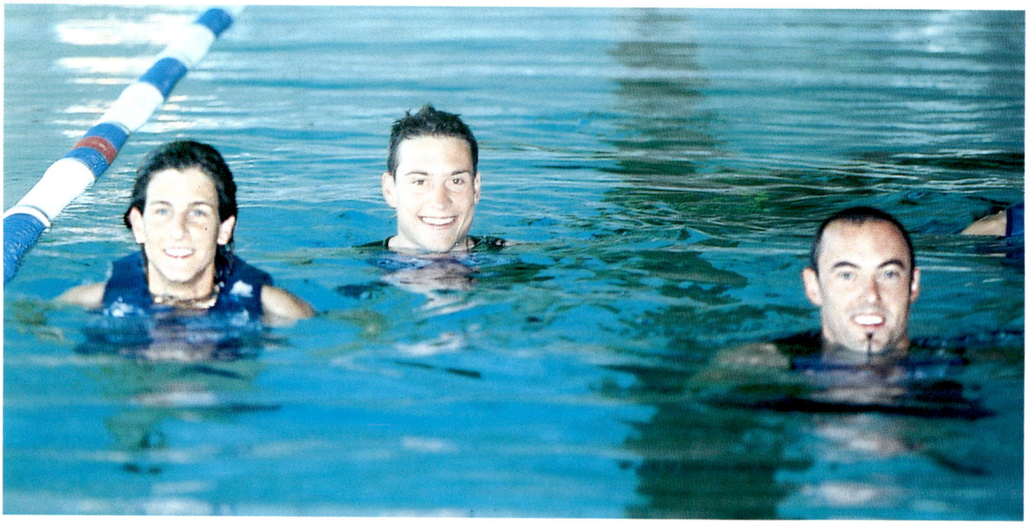

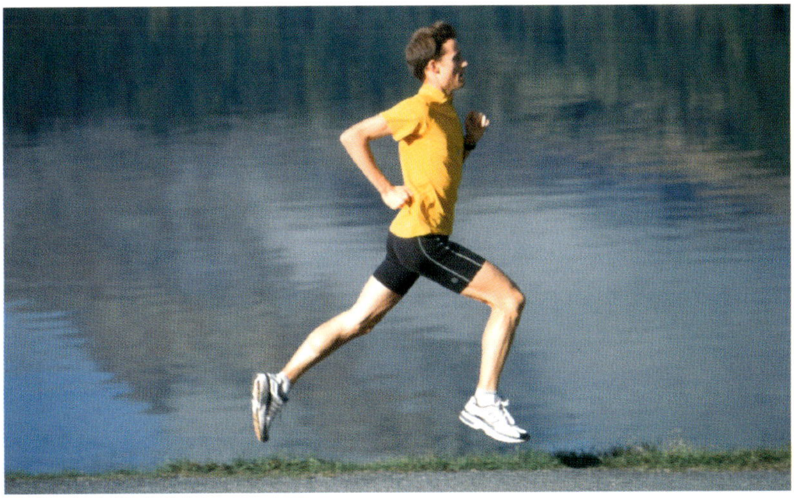

korrekten Technik den gewünschten Nutzen erzielen.

Trainingsergänzung für Spitzensportler

Zuerst wurde das neue Wassertraining nur in der Rehabilitation eingesetzt, später wurde das Deep Water Running, also das Laufen im schwimmtiefen Wasser, auch von Spitzensportlern übernommen, und das nicht nur bei Verletzungen. Die Langstreckenläufer, die sich mit ihren großen Kilometerumfängen immer an der Grenze der Belastbarkeit bewegen, konnten auf eine schonende Weise mehr trainieren, ohne den Bewegungsapparat zu belasten. Die Sprinter konnten im technischen Bereich profitieren, weil durch die Zugphase die gesamte rückwärtige Muskelkette gekräftigt wird, welche für den Antrieb entscheidend ist. Die Erfolge der Amerikaner bei den Olympischen Spielen 1984 in Los Angeles waren ein Beweis dafür.
Der Schweizer Markus Ryffel lernte während seiner Vorbereitung auf die Olympischen Spiele in Los Angeles 1984 das Deep Water Running kennen. Ihm fiel

Die Lauftrainingsformen können im Wasser durchgeführt werden.

Natürlicher Laufstil

Beim natürlichen Laufstil, der sich am unverfälschten Bewegungsverhalten (vgl. »Grundlegende Laufprinzipien«, Seite 25) orientiert, werden die körpereigenen Federungs- und Dämpfungsmechanismen unserer Muskulatur, Sehnen und Gelenke eingesetzt, um jeden Schritt weich abzufangen. Die Landung erfolgt auf dem Mittel- oder Vorfuß.

> **Zugphase**
>
> Die wichtigste Phase beim Laufen an Land ist nicht die hintere Abstoßphase, sondern die (vordere) Zugphase. Sie ist es, die den Körper effizient vorwärts bringt. An dieser Bewegung ist die gesamte rückwärtige Muskulatur, die so genannte *dorsale Kette*, beteiligt.

Markus Ryffel und Dr. Thomas Wessinghage führten Deep Water Running in Europa ein.

auf, dass die amerikanischen Athleten nach Lauftrainingseinheiten noch ins Schwimmbad gingen. Er folgte ihnen und sah staunend die vielen Köpfe seiner Läuferkollegen aus dem Wasser ragen, die sich mit Laufbewegungen im Zeitlupentempo vorwärts bewegten. Von nun an ergänzte auch er sein Trainingsprogramm mit Einheiten im Wasser, was sich durch die optimierte Zugphase im Gewinn der Silbermedaille im 5000 m-Lauf niederschlug.

Aqua-Fit in Europa

Danach führten Markus Ryffel und Dr. Thomas Wessinghage anlässlich der Laufseminare in St. Moritz erste Lektionen im Deep Water Running durch. Sie ergänzten es mit Wassergymnastik und entwickelten damit das Ganzkörpertraining *Aqua-Fit*.

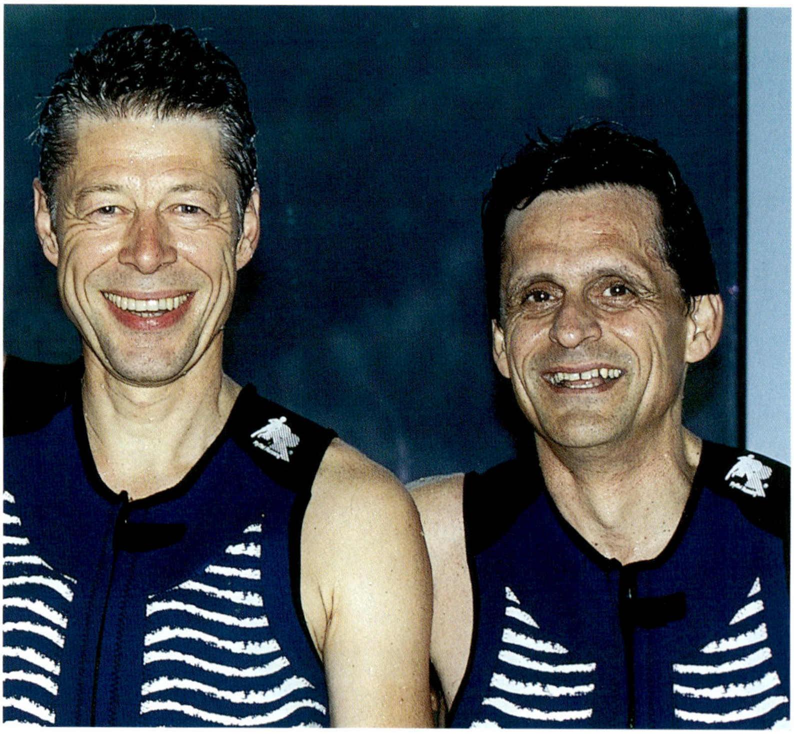

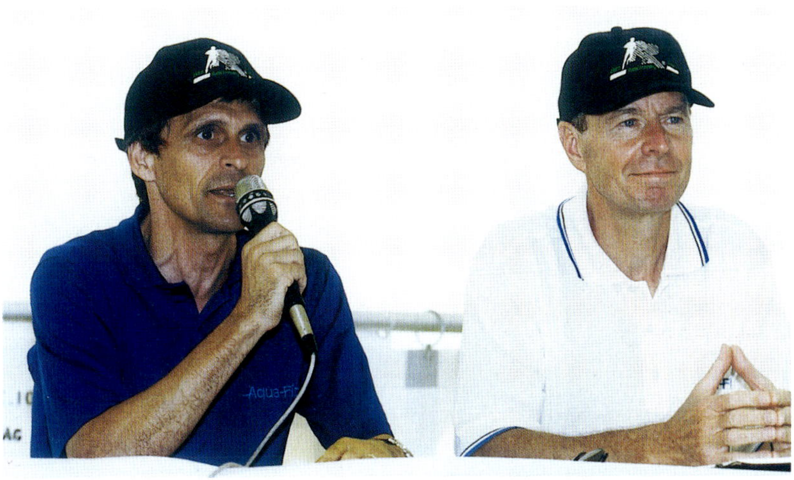

Markus Ryffel und Glenn McWaters

Aqua-Fit ist in der Schweiz ein geschützter Markenname. Es besteht aus einem Gymnastikteil, einem Lauftraining und einem Auslaufen mit Dehnübungen. Die von Markus Ryffel gegründete Firma Ryffel Running bildet die *Aqua-Fit*-Leiter aus und organisiert Weiterbildungen und Schnupperkurse. Allein in der Schweiz existieren mittlerweile 360 verschiedene Kursorte mit 2000 *Aqua-Fit*-Folgekursen.

➤ Die Vorteile von *Aqua-Fit*

- ➤ Die Wassergymnastik stärkt den gesamten Körper.
- ➤ Hervorragendes Herz-Kreislauf-Training bei gleichzeitiger Entlastung des Bewegungsapparates; deshalb auch ein ideales Alternativtraining für Leistungssportler.
- ➤ Alle Konditionsfaktoren werden auf schonende Weise trainiert.
- ➤ Beim Deep Water Running wird bewusst die Zugphase trainiert, die beim Laufen an Land sehr wichtig ist.
- ➤ Im Wasser kann man Bewegungsabläufe, die an Land fehlerhaft ausgeübt werden, korrigieren.
- ➤ Ideal für Personen, denen das Tragen des eigenen Körpergewichts Mühe macht (stark Übergewichtige, Rücken-, Arthrose-, Knie- und Rheuma-Patienten, Sport- und Unfall-Rekonvaleszente, Schwangere).
- ➤ Witterungsunabhängiges Training (Hallenbad).

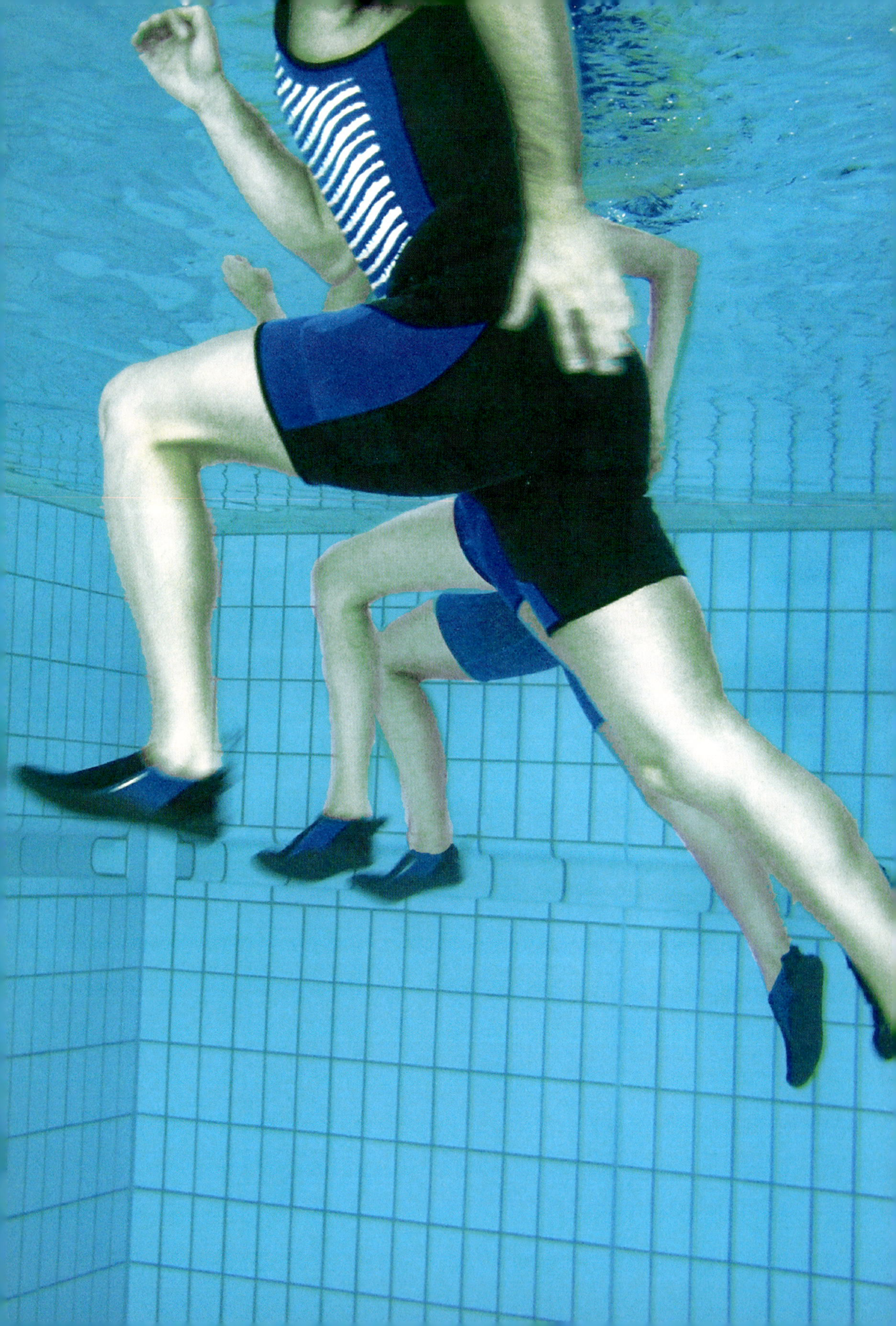

Wichtigstes Zubehör: die Auftriebshilfe

Für die korrekte Ausführung von *Aqua-Fit* benötigen Sie eine spezielle Auftriebshilfe. Mit dem passenden Modell »schweben« Sie in der physiologischen, aufrechten Position im Wasser.
Sie gewährleistet auch die korrekte Wirbelsäulenhaltung und -belastung. Der Kopf bleibt jederzeit an der Wasseroberfläche, so dass Sie ganz normal atmen können.
Es besteht kein Kontakt zum Boden des Schwimmbeckens, doch die Auftriebshilfe bewirkt, dass Sie sich auch als Nichtschwimmer vollkommen wohl und sicher fühlen.

Der Körperschwerpunkt ist entscheidend

Mittlerweile gibt es eine Vielzahl von Auftriebshilfen. Die Grundfrage lautet: Weste oder Gurt? Der Gurt kostet weniger, aber vor allem für weniger gut Trainierte ist es fast unmöglich, damit die richtige Körperhaltung im Wasser zu erreichen. Ein Gurt beeinflusst den Körperschwerpunkt negativ und zwingt den Körper beziehungsweise die Wirbelsäule in eine ungesunde »Alltagshaltung«. Folgende Tabelle veranschaulicht, wie wichtig die Ausübung von *Aqua-Fit* in der korrekten Position ist.

Vielleicht sind Sie ein guter Schwimmer und denken, es gehe doch auch ohne Auftriebshilfe. Tatsächlich könnten Sie für kurze Zeit auch ohne Gurt oder Weste im Wasser joggen, doch nur, wenn Sie ein gutes Wasser- und Balancegefühl haben, um den Körper in der vertikalen Position zu stabilisieren. Bei einer Trainingseinheit, die länger andauert oder in der Sie Ihre Technik schulen, würde sich aber früher oder später Ihre Muskulatur verkrampfen und eine Vorlage des Oberkörpers ein-

Aqua-Fit findet im schwimmtiefen Wasser statt, also bei einer Wassertiefe von mindestens 1,80 Meter.

➤ Korrekte Wirbelsäulenhaltung	➤ Falsche Wirbelsäulenhaltung
➤ Kräftigung der hinteren Oberschenkel- und der Gesäßmuskulatur ➤ Zwerchfellatmung wird gefördert ➤ Physiologische Aktivierung der Rumpfmuskulatur (Bauch- und Rückenstrecker)	➤ Mangelhafte Kräftigung der hinteren Oberschenkel- und der Gesäßmuskulatur ➤ Zwerchfellatmung eingeschränkt ➤ Ungünstige Wirbelsäulenbelastung ➤ Mangelhaftes Gleichgewicht zwischen Bauch- und Rückenstreckmuskulatur

Eine Wet West ermöglicht die korrekte Position; ein Gurt führt im Wasser zu einer falschen Haltung.

stellen. Auch mit einem einfachen Gurt braucht es eine körpereigene Stabilisierung, da der Gurt lediglich Auftrieb gibt, aber keine Position vermittelt. Bei einem Gurt wirkt der Auftriebskörper vor allem in der Lendenregion und nicht im Brustbereich. Wenn also ein funktionelles Training Ihr Ziel ist und Sie vor allem Deep Water Running betreiben, empfiehlt sich eindeutig die Weste. Einfache Gurte sind höchstens mit einer Vorrichtung gegen das Hochrutschen oder im Animationsbereich eine Alternative, für Einsteiger aber völlig ungeeignet.

Verschiedene Auftriebshilfen

Nirgends auf der Welt wird das Wassertraining so flächendeckend und vor allem einheitlich angeboten wie in der Schweiz. Da ist es kein Wunder, dass dort verschiedene, speziell für das Laufen im tiefen und auch offenen Wasser konzipierte Auftriebshilfen zu erhalten sind, allen voran der »Wet Vest Body«. Dieser ärmellose Anzug hat kurze Beine und ähnelt einem Surfdress, er verhilft zu einer Schwebeposition ohne Engegefühl. Das Prinzip einer einfachen »Weste« besteht aus einem Rücken- und einem Brustelement aus Auftriebskörpern, die mit Gurten verbunden sind (seitlich und zwischen den Beinen durch), dadurch satt an den Körper angepasst werden können und die Auftriebskräfte gleichmäßig um den Körper verteilen. So wird der Körper automatisch in eine aufrechte Haltung versetzt. Die Stabilisierung des Oberkörpers ist vor allem für das Training im Koordinationsbereich (Schulung der Lauftechnik) oder bei intensiven Einheiten ei-

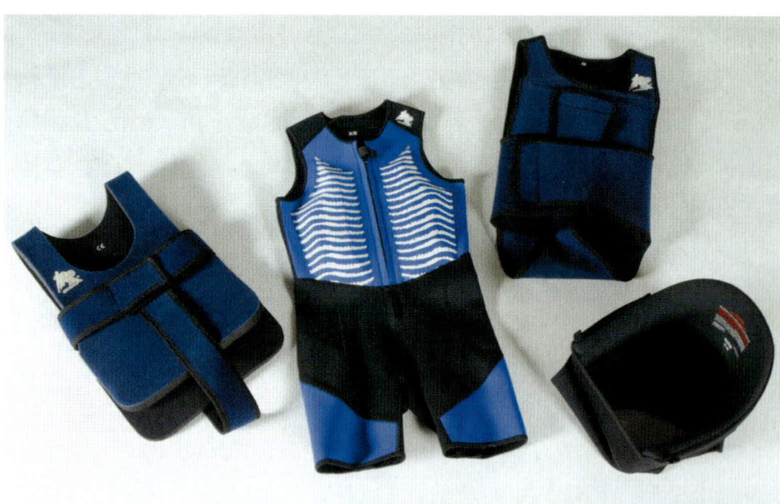

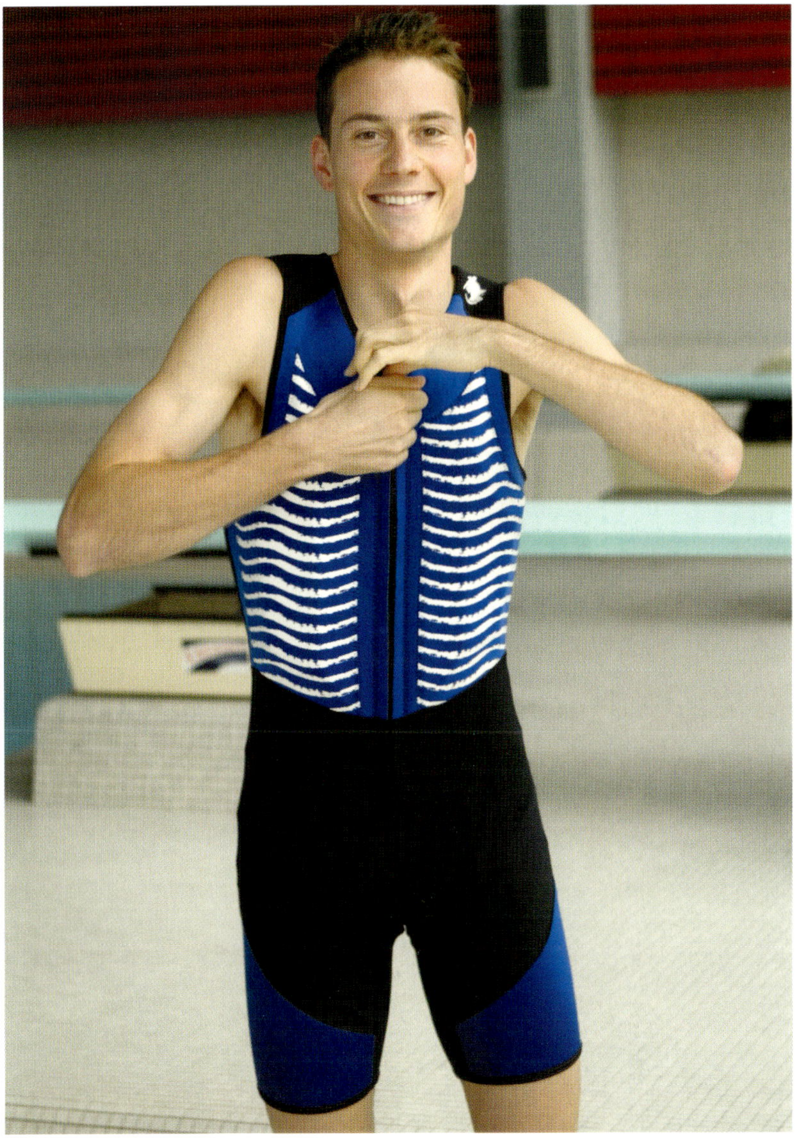

ne große Hilfe. Für Personen, die trotz Wet West zu tief ins Wasser ragen und deren richtige Bewegungsausführung bedingt durch ihr höheres körperspezifisches Gewicht erschwert ist, gibt es eine spezielle Auftriebshilfe (Wet West Sinker). Diese verfügt über mehr Neopren an Brust und Rücken und gibt damit genügend Auftrieb.

Weitere Vorteile des *Aqua-Fit*-Materials ergeben sich durch die Materialzusammensetzung und die Konstruktion: Die Originalprodukte bestehen zu 100 Prozent aus hochwertigem Neopren, das isoliert, stabilisiert

Das original *Aqua-Fit*-Material fördert die Zwerchfellatmung.

> **Neopren**
>
> Neopren ist eine Textilfaser, die vor allem im Wassersportbereich eingesetzt wird. Denn Neopren besitzt die einzigartigen Fähigkeiten, Auftrieb zu geben und gleichzeitig das zwischen Körper und Faser eindringende Wasser aufzuwärmen und nach außen hin zu isolieren.

und den Körper wärmt. Dadurch eignen sie sich bestens auch für das Laufen in offenen Gewässern wie zum Beispiel eine Seedurchquerung. Außerdem fördern diese Westen durch die perfekte Passform und die stets optimale Körperhaltung die Zwerchfellatmung. Diese bedeutet, dass man tief in den Bauch atmet, was den Körper besser mit Sauerstoff versorgt als die oberflächliche Brustatmung.

> Das Zwerchfell grenzt den Brustraum von der Bauchhöhle ab und ist der wichtigste Atemmuskel.

Wenn Sie die Auftriebshilfe anziehen, achten Sie darauf, dass Sie sie an Land genügend fest anziehen. Sie sollten ein leichtes Engegefühl haben. Das Material dehnt sich im Wasser aus, und der Wasserdruck führt zu einer Kompression des Körpers, wodurch die Auftriebshilfe hochrutscht. Daher ist es wichtig, dass Ihre Auftriebshilfe eine Vorrichtung hat, welche das Hochrutschen verhindert. Denn wenn diese fehlt, muss die Schließvorrichtung nachgezogen werden und das führt zur Einschränkung der Zwerchfellatmung.

Die richtige Pflege der Auftriebshilfe

Um das Chlorwasser der Hallen- und Freibäder abzuspülen, werden sowohl Westen wie Gurte einfach gründlich mit Wasser abgeduscht – ohne Seife und ohne Shampoo – und anschließend zu Hause in einem trockenen Raum bei Zimmertemperatur an einem Kleiderbügel aufgehängt. Bei Bedarf können Sie sowohl Gurt wie Weste in einem Becken mit Weichspüler schwenken. Für alle Auftriebs-

> **Die richtige Auftriebshilfe – das ist zu beachten:**
>
> - Die Auftriebshilfe soll die physiologisch korrekte Position ermöglichen.
> - Die Zwerchfellatmung soll gefördert werden.
> - Die Auftriebshilfe darf nicht hochrutschen.
> - Sie soll körpernah, bequem sitzen, Sie sollen sich darin wohl fühlen.

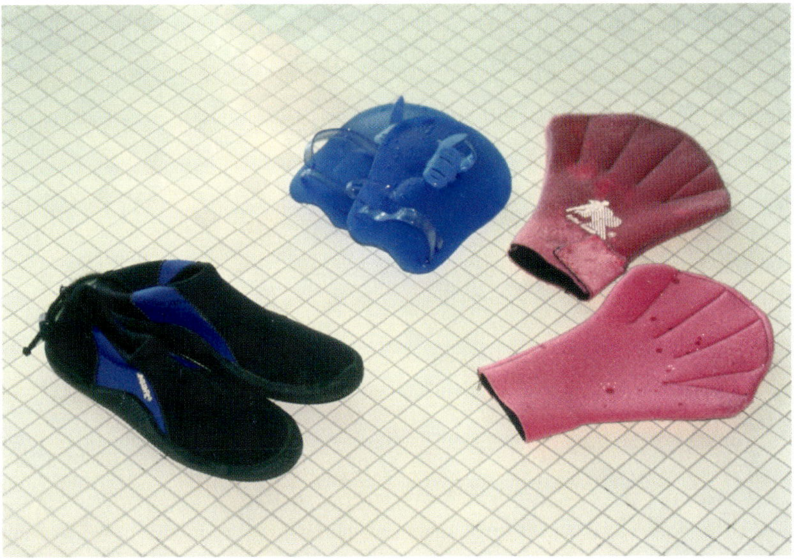

hilfen gilt: Nie in die Waschmaschine oder in den Wäschetrockner! Legen Sie das Material zum Trocknen auch nie auf die Heizung. Es wird sonst spröde und brüchig.

Weiteres Zubehör

Wenn Sie die Technik beherrschen und ein gewisses Kraftniveau erreicht haben, können Sie mit verschiedenen Accessoires den Trainingseffekt erhöhen. In der Regel werden so genannte *Wet Hands* eingesetzt: Neoprenhandschuhe, die über eine Vergrößerung der Fläche den Widerstand erhöhen. Dadurch wird der Kraftreiz auf die Muskulatur erhöht. Das ist vor allem in der Wassergymnastik sinnvoll, beim Deep Water Running konzentrieren Sie sich lieber auf die Optimierung der Technik.
Nützlich sind außerdem Hand Paddles für die Handtellervergrößerung und spezielle *Aqua-Fit*-Schuhe aus Neopren, die für warme Füße sorgen und vor spitzen Steinen schützen, was Sie insbesondere im Meer und in Seen schätzen werden.
Als Hilfsmittel für die Übungen werden bei den Beschreibungen Bälle (Tischtennisbälle) und Schwimmbretter erwähnt. Diese sind nicht zwingend notwendig, können jedoch das Training abwechslungsreicher machen.
Wenn Sie mit Musik trainieren wollen, sollten Sie sich eine spezielle Hülle für Ihren Discman oder MP3-Player besorgen, so dass Sie die Geräte mit ins Wasser nehmen können. Auch ist es recht hilfreich, eine wasserfeste (Stopp-)Uhr zu verwenden. Damit können Sie die Dauer der einzelnen Übungen und Pausen leicht einhalten.

Accessoires machen Sinn, wenn die Technik stimmt.

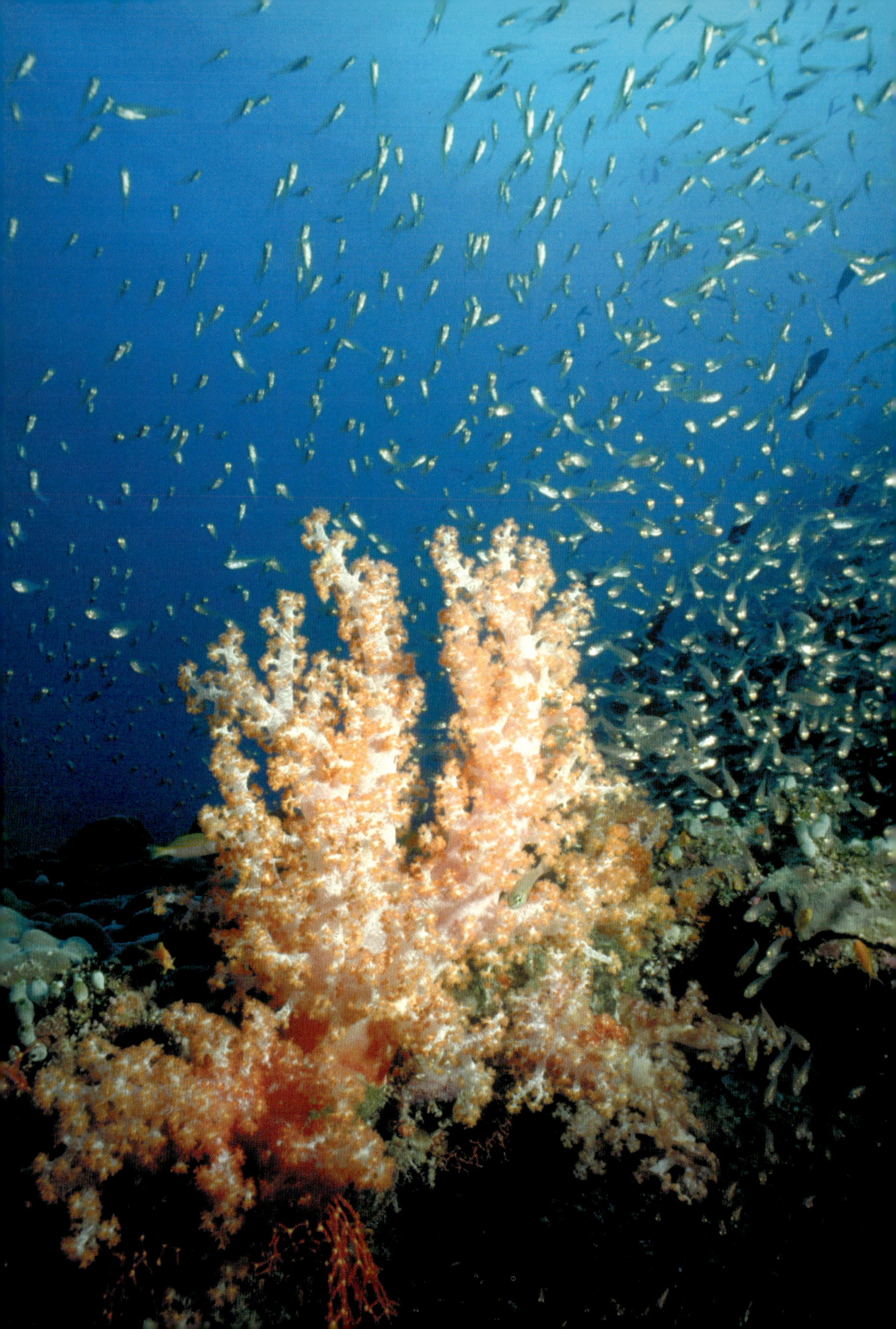

Das Element Wasser

Wasser ist ein ideales Element für Bewegung, Entspannung und Regeneration. Es hat eine Vielzahl von positiven Wirkungen. Am besten bekannt ist der stressmildernde und entspannende Effekt. Die Grundspannung der Muskulatur sinkt im Wasser, schmerzhafte Muskelverhärtungen lösen sich, der Blutdruck sinkt. Im warmen Wasser, zum Beispiel bei 32°C, ist der wohltuende, lockernde Effekt auf den Gesamtorganismus und vor allem auf die Muskulatur besonders groß. Für das *Aqua-Fit*-Training sind jedoch Temperaturen von 28°C sinnvoll.

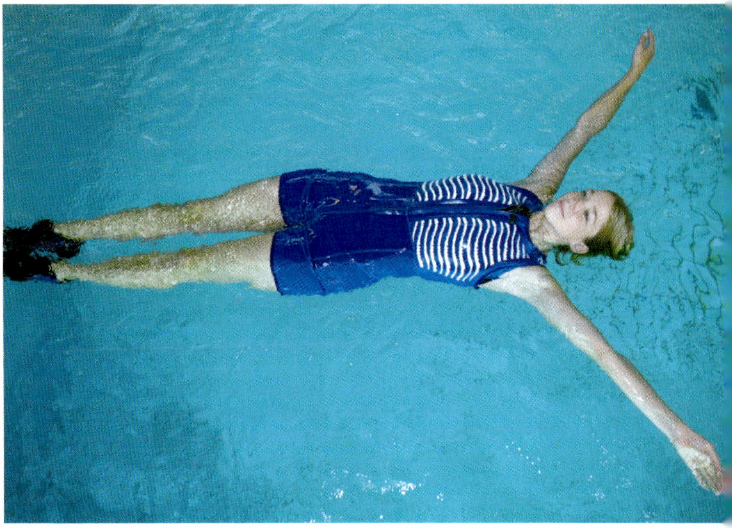

Warum Trainieren im Wasser so gesund ist

Das Wasser hat einige besondere Eigenschaften, die das Bewegen und Trainieren beeinflussen und die Sie kennen sollten, um Ihr Training möglichst optimal gestalten zu können.

Trainieren im Wasser entlastet die Gelenke

Jeder Körper erfährt im Wasser eine von der Dichte abhängige

➤ Agonisten und Antagonisten

Bei der Ausführung einer Bewegung arbeitet ein Muskel niemals allein, sondern immer mit einem oder mit mehreren anderen Muskeln zusammen. Wenn der zweiköpfige Oberarmmuskel (Musculus biceps) beispielsweise den Unterarm im Ellbogen beugt, ist er der Agonist. Gleichzeitig wird sein Antagonist, dreiköpfiger Unterarmstrecker (Musculus triceps), der über die andere Seite des Ellbogengelenks zieht, gedehnt. Umgekehrt ist der Bizepsmuskel der Antagonist, der gedehnt wird, wenn der Trizepsmuskel den Unterarm im Ellbogen strecken will.

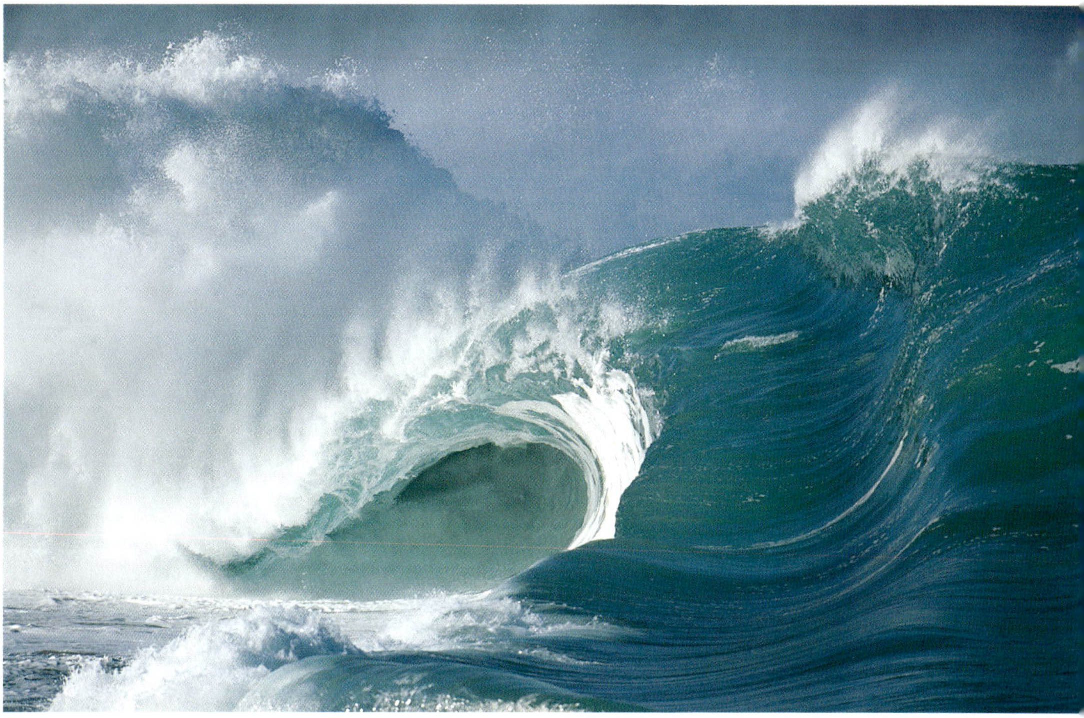

Auftriebskraft (archimedisches Prinzip). Im tiefen Wasser ist der menschliche Körper praktisch schwerelos, was eine Entlastung des Halte- und Bewegungsapparates zur Folge hat und sich positiv auf Rücken- und Gelenkbeschwerden auswirkt.

Bei Bewegung im Wasser werden mehr Muskeln beansprucht

Der Reibungswiderstand ist im Wasser etwa 800-mal größer als an Land. Jede Bewegung muss gegen Widerstand ausgeführt werden. Anders als im Fitness-Center an den Kraftmaschinen fordern wir bei einer Übung also die Muskulatur sowohl bei der Vorwärts- als auch bei der Rückwärtsbewegung. In der Fachsprache heißt das: Es werden sowohl die Agonisten als auch die Antagonisten trainiert. Widerstand beziehungsweise Trainingseffekt können Sie durch Dynamik und Geschwindigkeit, Schwingungsweite der Bewegung und die Fläche (zum Beispiel Handtellervergrößerung durch spezielle Handschuhe) verändern.
Deep Water Running ist mehr als eine Ausdauerübung. Obwohl der Bewegungsablauf mit dem Laufen an Land identisch ist, werden viel mehr Muskeln beansprucht.

Eine stärkende »Herzmassage«

Der Wasserdruck wirkt gleichmäßig von allen Seiten auf den Körper und vergrößert sich mit zunehmender Tiefe. Das führt zu einer Verbesserung des Blutrückstroms zum Herzen und damit zu einer ökonomischeren Herzarbeit, zu einer Kräftigung der Atemmuskulatur, zu einer vertieften Ausatmung und zu einer Aktivierung des Lymphsystems. Der Wasserdruck kann für Ungeübte ein Problem darstellen, weil das Einatmen erschwert ist. Asthmatikern kommt er jedoch entgegen, weil er das Ausatmen erleichtert.

Effektiveres und sanfteres Training als an Land

Was vor allem Menschen mit Gewichtsproblemen freuen wird: Im Wasser ist der Energieverbrauch bei gleicher Intensität höher als an Land. Außerdem können Sie ohne Bedenken lange, niedrig dosierte gleichförmige Herz-Kreislauf-Belastungen im Wasser absolvieren, ohne dass Ihr Bewegungsapparat Abnutzungserscheinungen zeigen wird. Das Fettverbrennungstraining ist also effektiver und gelenkschonender als an Land.

Die richtige Wassertemperatur ist entscheidend

Die Temperaturleitfähigkeit des Wassers ist 25-mal höher als die der Luft. Für die Praxis heißt das: Der Aufenthalt im Wasser hat einen großen Einfluss auf die Temperaturregulation des Körpers. Ein intensives Training in sehr warmem Wasser kann zu Überhitzung führen, in kaltem Wasser kommt es zu Wärmeverlust mit der Gefahr von Krämpfen. Intensität und Belastungsdauer sind deshalb immer auch von der Wassertemperatur abhängig und entsprechend anzupassen.

Je stärker der Wasserdruck, desto besser der Blutrückstrom zum Herzen.

Das Wasser im Hallenbad strapaziert die Haut. Pflegen Sie sie nach dem Duschen mit einer guten Feuchtigkeitslotion.

➤ Fitness im Wasser

- Das Training im Wasser soll so intensiv und vielseitig sein, dass Ausdauer, Kraft, Koordination, Beweglichkeit und Wohlbefinden gefördert werden.
- Die Wasserfitness soll den ganzen Körper fordern, vor allem die großen Muskelgruppen des Rumpfs, die dorsale Kette, die Oberschenkel und die Schulterpartie.
- Die besonderen Eigenschaften des Wassers sind zu beachten. Die Intensität kann variiert werden unter Berücksichtigung des Wasserwiderstands, des Auftriebs, der Wassertemperatur und des Wasserdrucks.
- Durch Erhöhung des Wasserwiderstands wird das Training auch für Könner anspruchsvoll.

Natürliches Laufen

Bevor Sie ins Wasser steigen, sollten Sie sich kurz mit dem Laufen an Land befassen, damit Sie die einzelnen Bewegungen verstehen. Im persönlichen Laufstil spiegelt sich der Körperbau und das individuelle Körpergefühl. Dennoch gibt es grundlegende Prinzipien, die für alle Läufer gelten.

Grundlegende Laufprinzipien

Sie sollten auf jeden Fall versuchen, sich möglichst Kraft sparende, ökonomische Lauftechniken anzueignen, die Sie stets an das Gelände anpassen. Streben Sie ein variantenreiches Laufen an und wechseln Sie zwischen Vorfuß-, Mittelfuß- und Fersenlauf. Dies macht das Training schonender für den Bewegungsapparat.
Der Bewegungsapparat des Menschen ist zum Laufen geschaffen, folglich sollten wir uns am natürlichen, unverfälschten Bewegungsverhalten orientieren. Das heißt, wir sollten so laufen, wie wir barfuß auf Rasen oder Sand laufen: auf dem Vorbeziehungsweise Mittelfuß. In der Fachsprache wird vom natürlichen oder aktiven Laufstil gesprochen. Dabei werden die körpereigenen Federungs- und Dämpfungsmechanismen (Gelenke, Fußgewölbe, Vorspannung der Wadenmuskulatur) eingesetzt, um die großen Kräfte, die bei jedem Schritt auftreten, weich abzufangen. Apropos Aufprallkraft: Es handelt sich um das Zwei- bis Dreifache des Körpergewichts!

Laufen Sie variantenreich und wechseln Sie zwischen Vorfuß-, Mittelfuß und Fersenlauf.

Lauf-ABC

Laufen will gelernt sein. Mit Hilfe von Technikübungen wird der natürliche Bewegungsablauf wieder geschult und ökonomisch. Und zwar wird jedes einzelne wichtige Element isoliert trainiert, so dass es dann in der Laufbewegung angewendet wird. Typische Beispiele sind die Fußgelenksarbeit und der hohe Kniehub (Skipping).

Fußgelenksarbeit
Traben mit ganz kleinen Schritten und hoher Frequenz aus dem Fußgelenk heraus. Die Fußspitze bleibt praktisch in Kontakt mit dem Boden, während das Knie des Standbeins gestreckt bleibt. Damit wird für das Abbremsen der Landung und eine kräftige Abstoßphase trainiert.

Skipping
Das Knie wird jeweils abwechselnd maximal in die Horizontale angehoben. Der Oberkörper bleibt aufrecht. Damit wird ein raumgreifender, ökonomischer Schritt erreicht.

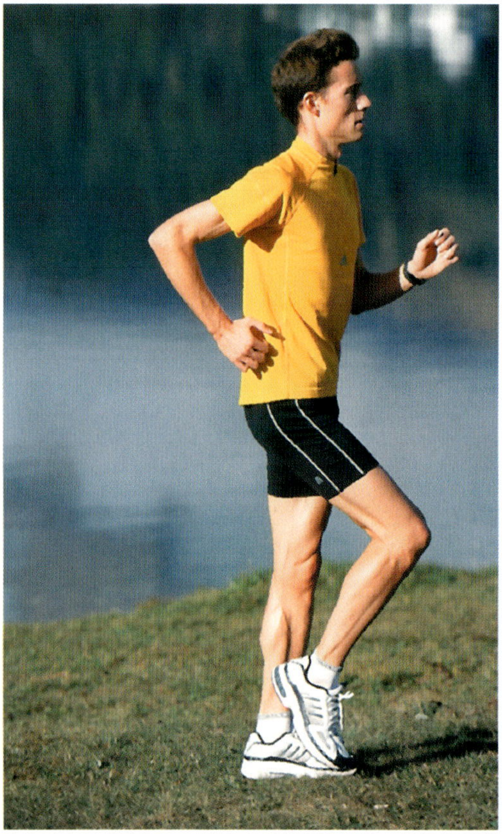

Fußgelenksarbeit

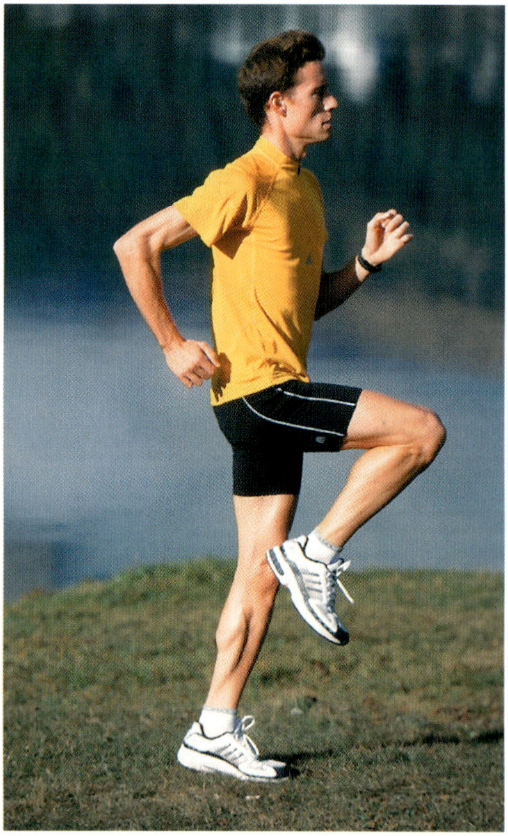

Skipping

Passiver Laufstil

Beim passiven Laufstil lässt man sich in den Schritt hineinfallen, was zur Folge hat, dass die Aufprallkraft weitgehend ungedämpft von der Ferse an die übergeordneten Strukturen weitergeleitet wird. Weil auf diese Weise die Muskulatur nicht bremsend wirken kann, kann es in der Landephase zur Überpronation kommen (siehe Kasten). Diese über die natürliche Pronation hinausreichende Einwärtsdrehung im unteren Sprunggelenk führt zu einer starken und einseitigen Beanspruchung der Achillessehne und oft zu Überbelastungs-Beschwerden und Gelenkverschleiß (Arthrose).

➤ Pronation

Als Pronation bezeichnet man die Einwärtsdrehung von Hand oder Fuß. Unser Fuß wird beim Gehen und Joggen auf der Außenkante aufgesetzt und kippt nach dem ersten Berührungspunkt am Boden zur Fußinnenseite, ehe der Boden über die große Zehe verlassen wird. Dies ist das natürliche, körpereigene Dämpfen des Schrittes und schützt uns vor Verletzungen. Muskuläre Ungleichgewichte können zu einer Überpronation führen, die negative Auswirkungen haben kann, zum Beispiel Entzündungen von Sehnen.

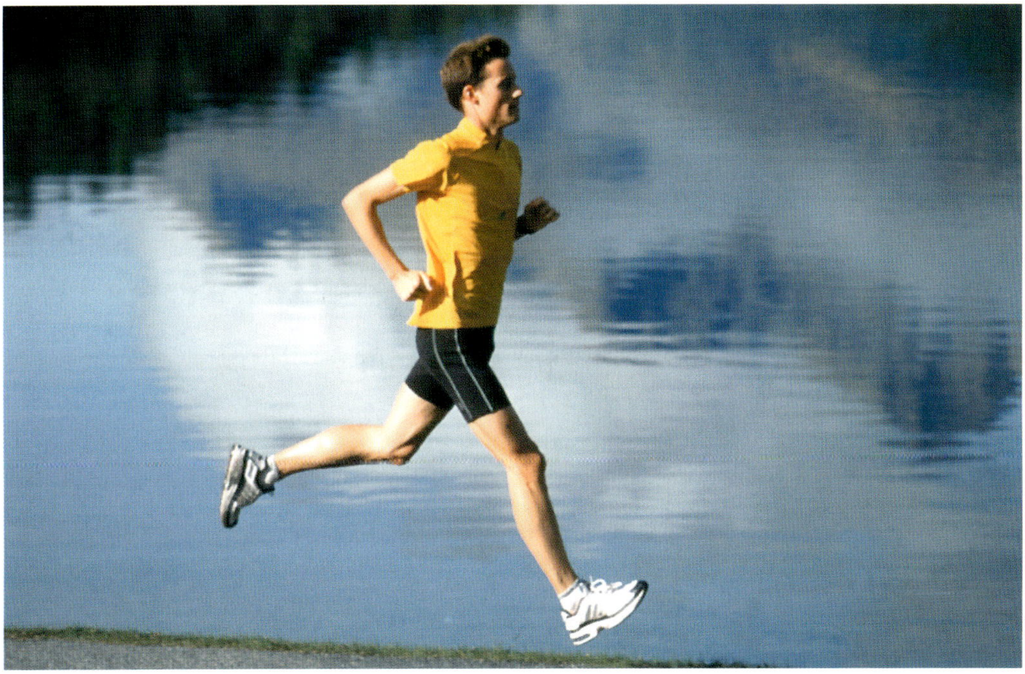

Passiver Laufstil

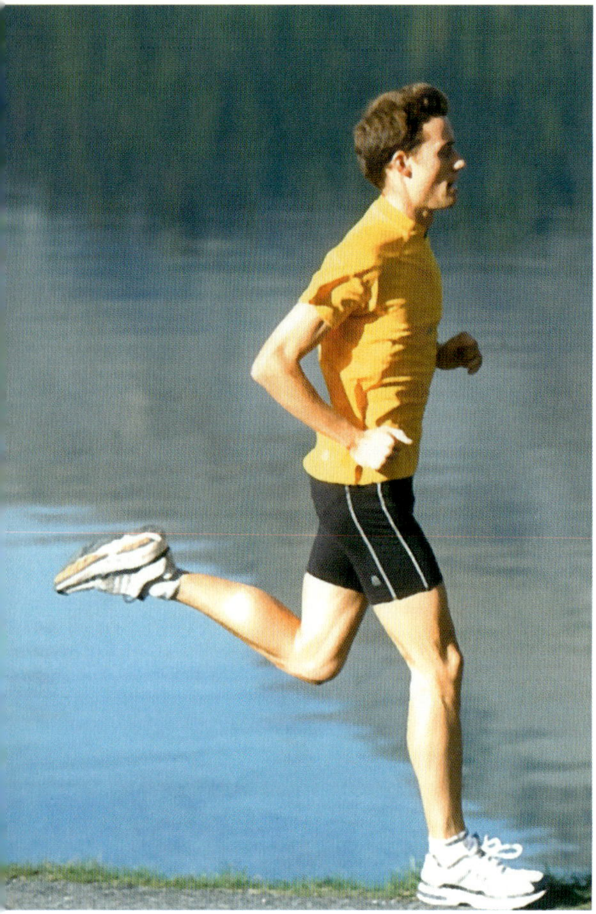

Aktiver Laufstil

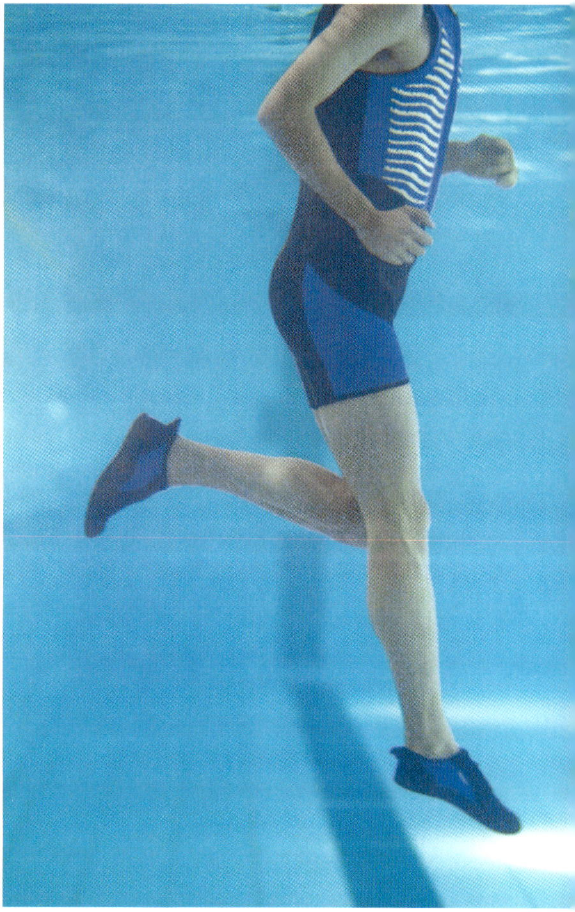

Aktiver Laufstil beim Deep Water Running

Aktiver Laufstil

Aktives Laufverhalten überträgt die Belastung von nicht trainierbaren Strukturen (Gelenkflächen, Bänder, Skelettsystem) auf trainierbare (Muskeln, Sehnen). Gezielte Übungen wie Lauf-ABC beziehungsweise Laufschule und Rope Skipping (Seilspringen) helfen auf dem Weg zum Vor- und Mittelfußlauf und damit zum aktiven Laufverhalten.

Der aktive Laufstil kann nicht von heute auf morgen gelernt werden. Weil die »neue« Bewegung automatisiert oder zumindest wieder aktiviert werden muss, empfiehlt sich ein vorsichtiger Beginn, damit das ganze Unterfangen nicht in einer Verletzung endet. Deshalb sind Übungen zur Koordination, Kräftigung sowie Dehnung notwendig: Insbesondere Kräftigungsübungen für Rumpf und Rücken, die Übungen aus dem Lauf-ABC und Dehnungsübungen für die Waden- und Beinmuskulatur.

Aktiv laufen mit Deep Water Running

Deep Water Running stellt eine wesentliche Hilfe beim Umstieg dar, wenn Sie das Ziel haben, ein »kompletter Läufer« zu werden. Dieser versteht es, variantenreich zu laufen, zwischen Vorfuß- und Fersenlauf zu wechseln und damit das Training noch schonender für den Bewegungsapparat zu machen.

Mit Deep Water Running haben Sie auf schonende Art und Weise die Möglichkeit, das Bewegungsmuster, das auch bei Ihnen noch gespeichert ist, hervorzuholen und die spezifische Muskulatur sanft vorzubereiten. Denn bei allen Schrittformen mit Zugbewegung (Dauerlauf-, Asterix-, Walking- und überlanger Schritt, siehe ab Seite 60) wird durch die Fußgelenkbewegung der aktive Laufstil geschult und die laufspezifische Muskulatur (Schollenmuskel, dorsale Kette) gekräftigt.

Mit Deep Water Running ökonomisieren Sie das aktive Bewegungsmuster.

➤ Argumente für den aktiven Laufstil

- Natürliches Laufen: Das aktive Laufen entspricht dem natürlichen Bewegungsmuster, so wie wir barfuß auf einem natürlichen Untergrund laufen würden (auf dem Vor- beziehungsweise Mittelfuß).
- Ökonomisches Laufen: Aus der besseren Hüftstreckung ergibt sich ein höherer Körperschwerpunkt und durch die Zugbewegung der hinteren Oberschenkelmuskulatur eine flüssigere Laufbewegung. Das spart Energie.
- Schonendes Laufen: Beim Laufen über den Vor- beziehungsweise Mittelfuß werden die passiven Strukturen geschont. Zur Stoßdämpfung werden die Muskeln und Sehnen eingesetzt.

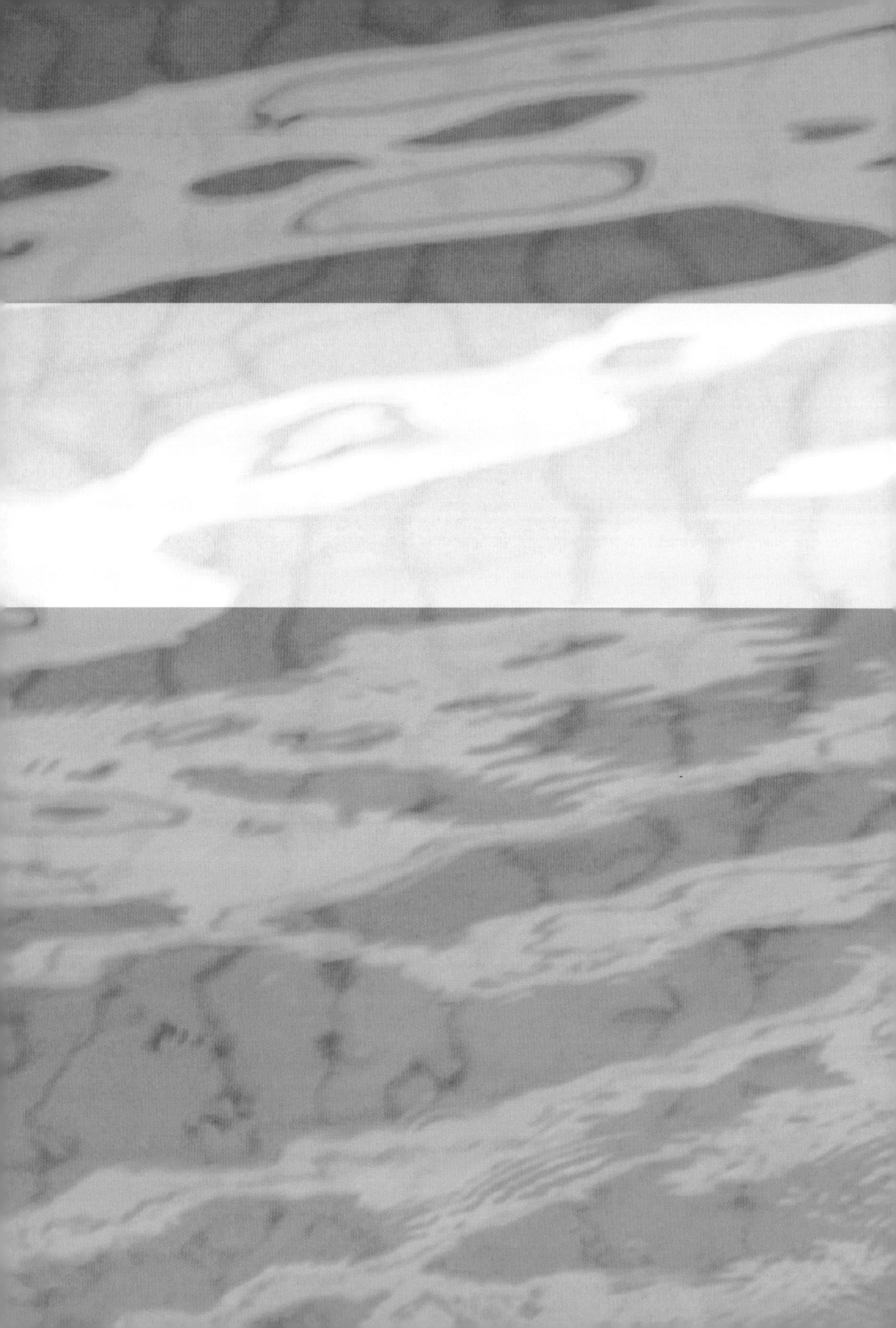

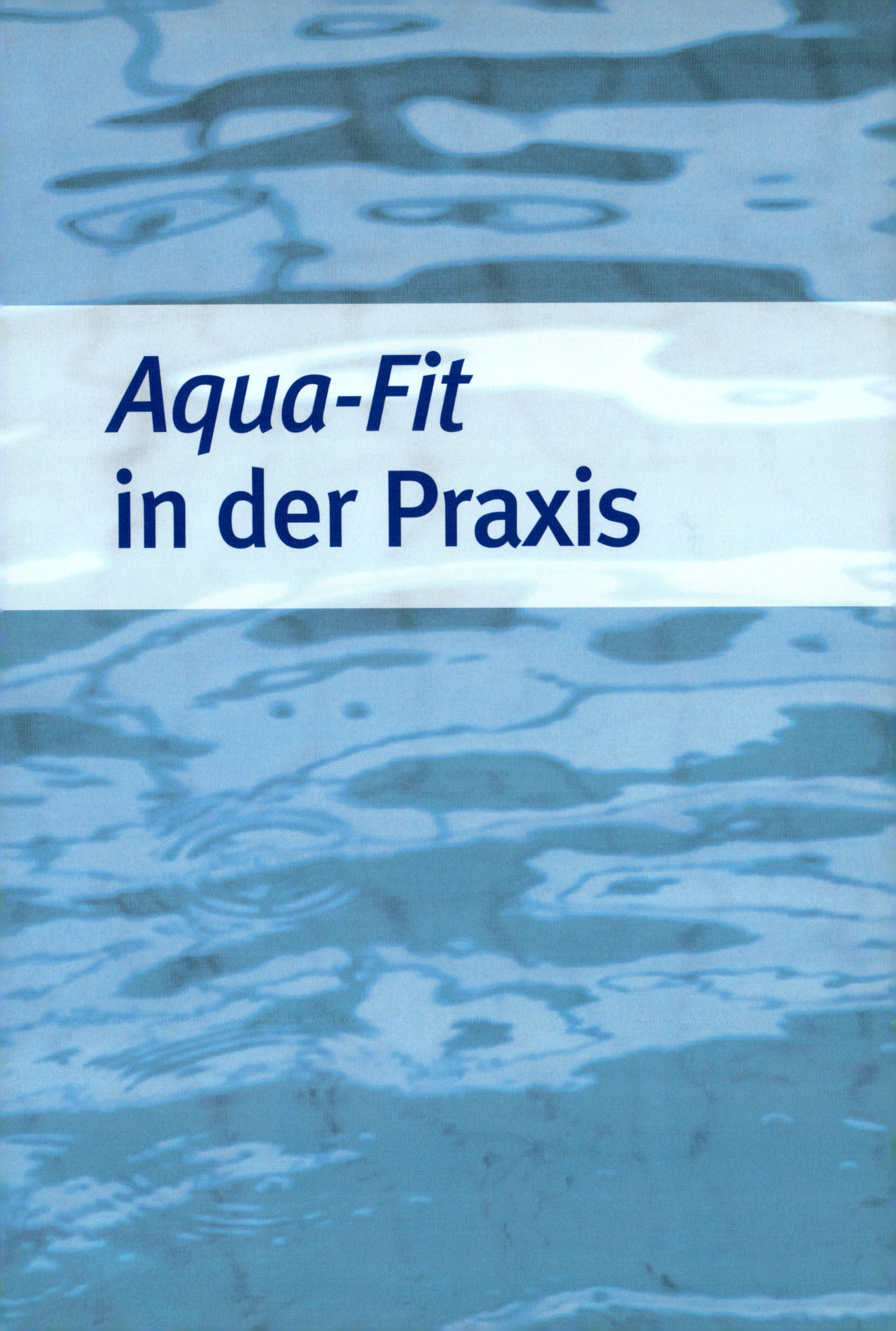

Aqua-Fit in der Praxis

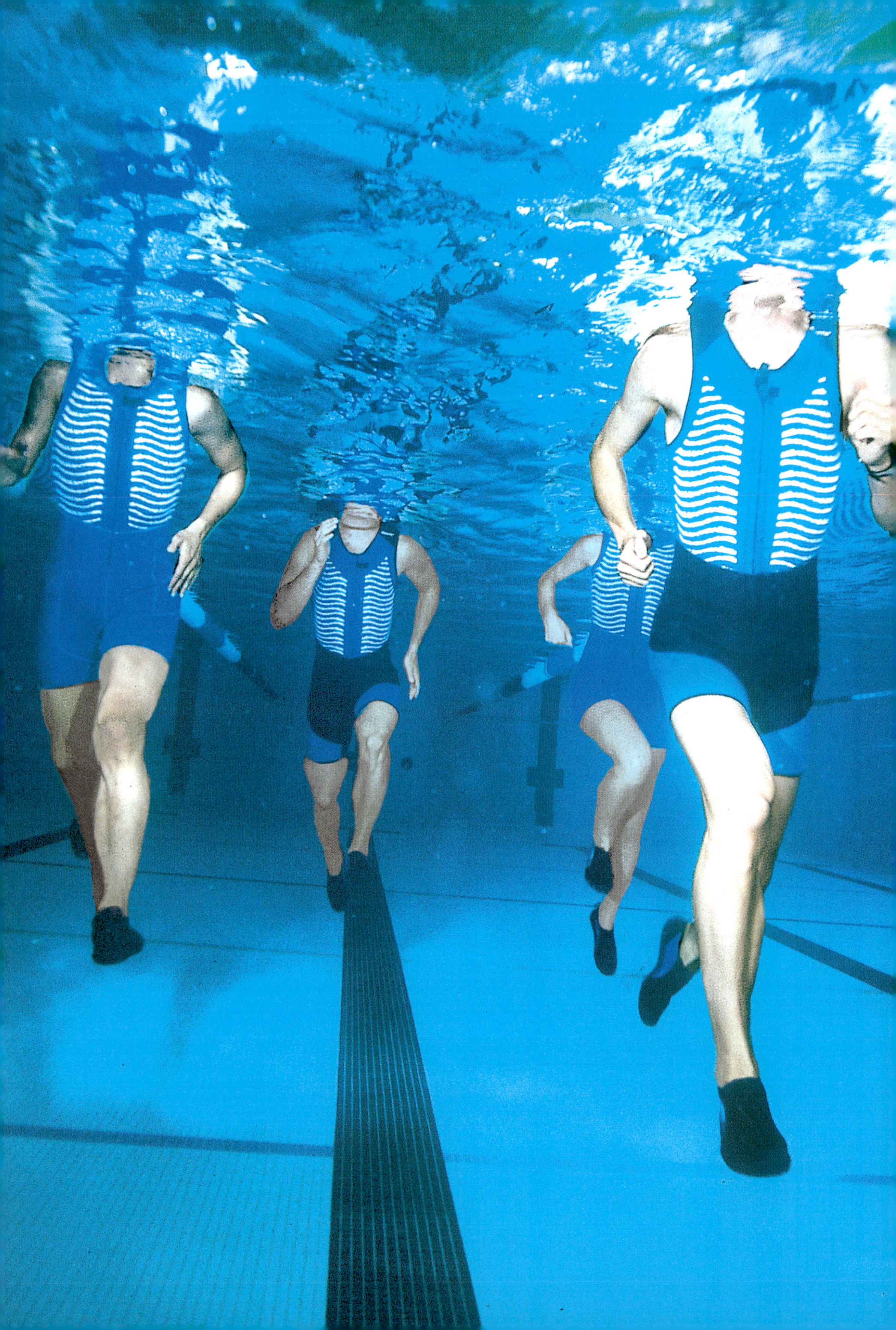

Aqua-Fit – Das einzigartige Ganzkörpertraining

Wie bereits beschrieben wurde, ist *Aqua-Fit* eine Kombination aus Wassergymnastik und Deep Water Running und verfolgt ein klares Ziel: Bei idealer Gestaltung dieser beiden Komponenten können die häufigsten Volkskrankheiten unserer Zeit – Herz-Kreislauf-Beschwerden und Rückenleiden – wirksam bekämpft werden. Dies geschieht, indem vor allem die Kondition (siehe Kasten) trainiert wird. Damit dies auch wirklich gelingt, sollten Sie bei der Gestaltung Ihres Trainings gewisse Punkte beachten:

- Halten Sie sich an die Reihenfolge: Stabilität durch kleine Bewegungen, Mobilität durch große Bewegungen, Training von Kraft und Ausdauer.
- Sie müssen über eine bestimmte Dauer und mit einer gewissen Intensität trainieren.
- Bewegungen müssen in der korrekten Position und mit der richtigen Technik ausgeführt werden.

Kondition

Die Kondition setzt sich aus fünf Faktoren zusammen: Ausdauer, Kraft, Koordination, Schnelligkeit und Beweglichkeit. In jeder Sportart sind diese Faktoren in unterschiedlichem Maße von Bedeutung, entsprechend gestaltet sich dann auch das Training. So hat zum Beispiel beim Laufen die Ausdauer den größten Stellenwert. Dicht dahinter folgen aber bereits die Kraft, die Koordination und die Beweglichkeit. Die Schnelligkeit spielt beim Laufen eine eher untergeordnete Rolle.

Die *Aqua-Fit*-Trainingseinheit

Damit alle Aspekte zum Zuge kommen, besteht eine *Aqua-Fit*-Trainingseinheit optimalerweise aus vier Teilen:

- 5 Minuten Aufwärmen
- 15 Minuten Wassergymnastik
- 30 Minuten Deep Water Running
- 10 Minuten Auslaufen und Entspannen

Wie Sie sich aufwärmen und am Schluss entspannen, können Sie auf Seite 84 bis 95 nachlesen, dort haben wir ein »Beispiel für eine Trainingseinheit« ausführlich beschrieben. Mit welchen Inhalten Sie die beiden Hauptteile gestalten können, wird in der Folge ausgeführt.

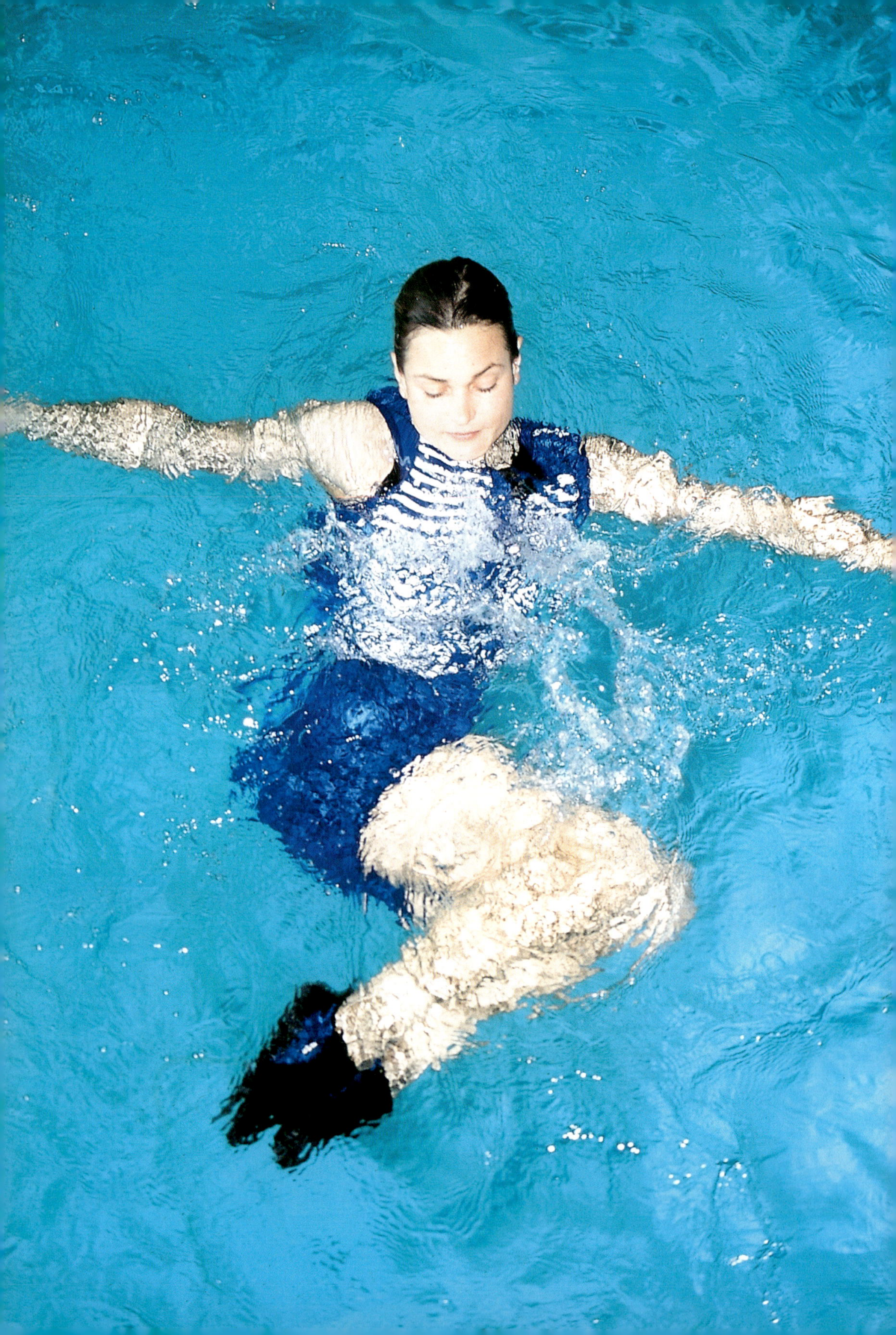

Wassergymnastik

Die Wassergymnastik hat zum Ziel, so wie die Gymnastik an Land, Akzente im Bereich der Kraft, der Koordination und der Beweglichkeit zu setzen. Dabei sollen die besonderen Eigenschaften des Wassers genutzt und berücksichtigt werden: Durch den schwebenden Zustand werden gleichzeitig Koordination, statische und dynamische Kraft trainiert. Die für eine Übung scheinbar unbenutzten Körperpartien beziehungsweise deren Muskeln werden zur Stabilisierung des Körpers angespannt. Ein Beispiel: Die Arme werden vor- und rückwärts geschwungen und dadurch dynamisch gekräftigt, gleichzeitig verrichtet die Bauch- und Rückenmuskulatur statische Haltearbeit, um den Körper im Wasser zu stabilisieren.

Im Wasser sind die Möglichkeiten fast unbegrenzt. Begünstigt durch den schwebenden Zustand werden Varianten von Bewegungen möglich, die an Land nicht durchführbar wären. Hinzu kommen die drei Grundpositionen Stehen, Sitzen und Liegen, die für Abwechslung sorgen und die Koordination schulen. Bei all diesen Möglichkeiten und der großen Übungsvielfalt stellt sich nun die Frage, welche Übungen am meisten zu empfehlen sind. Besinnen wir uns auf das Ziel, welches wir primär mit *Aqua-Fit* verfolgen: Gesundheitsförderung. Wenn man das im Auge behält, geht es im Bereich der Wassergymnastik insbesondere um den gezielten Aufbau und die Stärkung der Muskulatur mit funktionellen Bewegungen, wo-

Bei der Wassergymnastik ist der ganze Körper gefordert.

➤ Statische und dynamische Kraft

Bei statischen Belastungen wird die Muskulatur angespannt, ohne dass sich der Körper bewegt. Beispielsweise wird ein Bein nach vorne ausgestreckt und gehalten. Diese Trainingsform ist der sicherste Weg für jemand, der Muskelkraft aufbauen will.
Der Begriff der dynamischen Muskelarbeit beinhaltet, dass sich der Abstand zwischen Ursprung und Ansatz des Muskels ändert: Wenn sich Ursprung und Ansatz annähern, spricht man von konzentrischer Arbeit, wenn sie sich voneinander entfernen, von exzentrischer Arbeit. Eine typisch konzentrische Belastung stellt das Bergauflaufen dar, eine typisch exzentrische Belastung das Bergablaufen. Letzteres kann durch die ungewohnten Bremsbewegungen zu kleinen Muskelfaserrissen und damit Muskelkater führen.

durch wir eine gesunde Haltung lernen. Dies betrifft die Muskelgruppen der dorsalen Kette (gesamte rückwärtige Muskulatur), des Rumpfes, des Oberschenkels und der Schultermuskulatur.

Im Folgenden wird beschrieben, welche Übungen welche Muskelgruppen trainieren und stärken. Diese Übungen werden Sie bei den konkreten Trainingsvorschlägen wiederfinden.

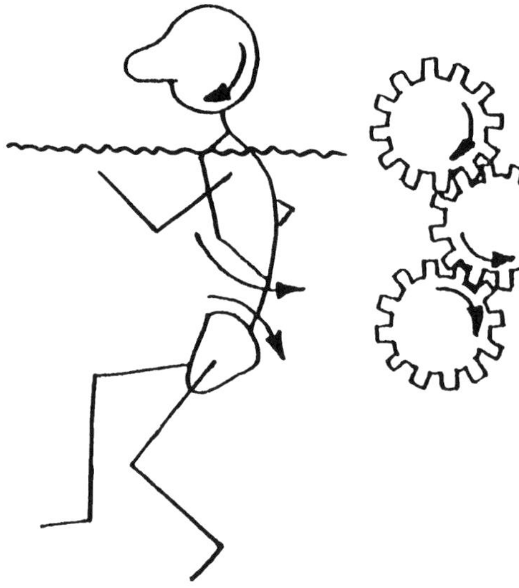

Alltagshaltung

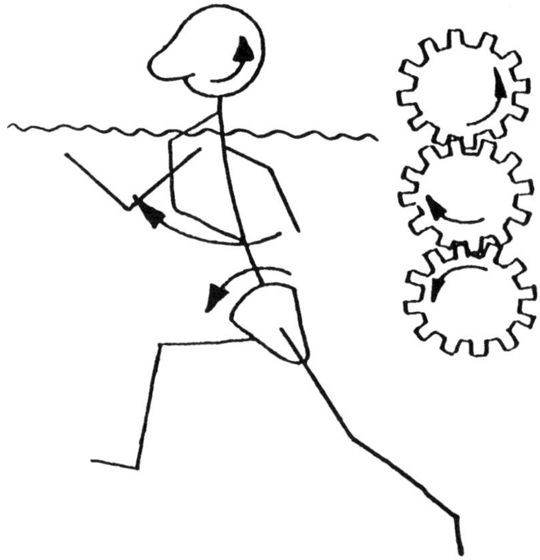

Gesunde Haltung

Übungen zur Stärkung der Muskulatur

Dorsale Kette (rückwärtige Muskulatur)

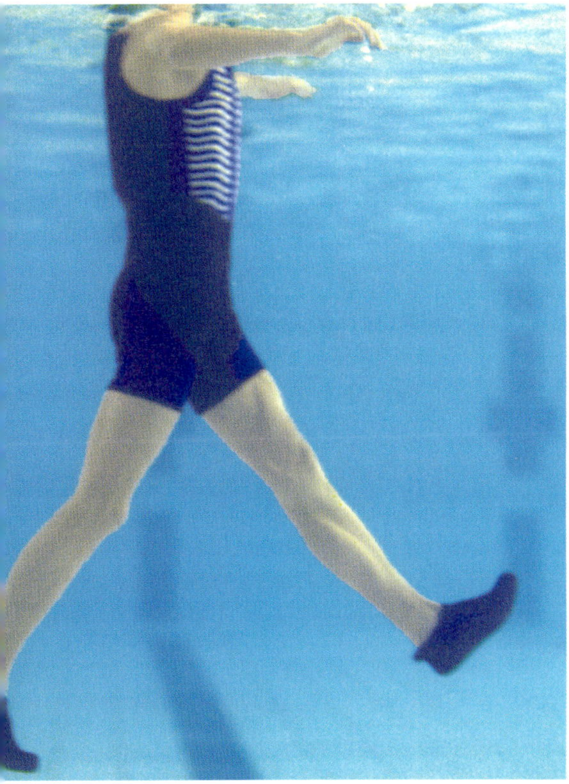

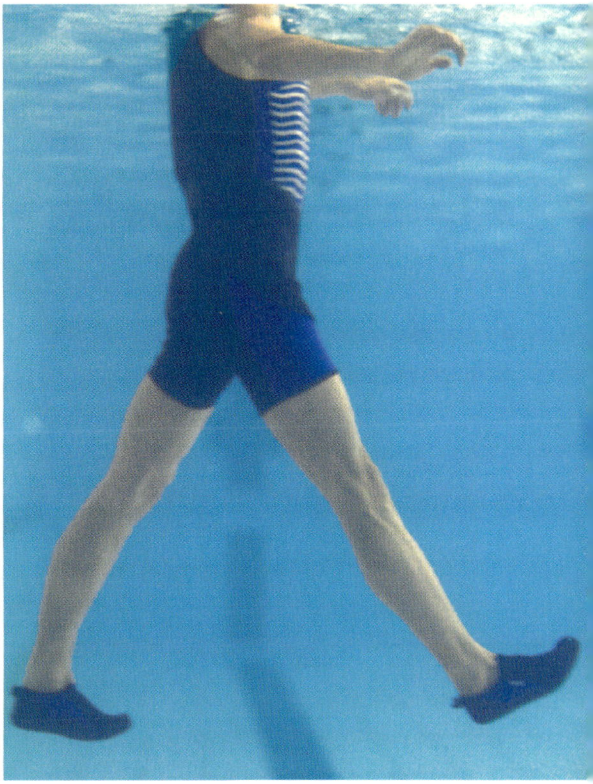

Scheren: Ziehen Sie das linke Bein nach hinten und führen Sie das rechte Bein nach vorne. Achten Sie darauf, dass das Bein lang, stabil und gestreckt bleibt. Aktivieren Sie gleichzeitig die notwendige Rumpfmuskulatur, damit das gestreckte Bein eine klare Verankerung hat. Strecken Sie die Arme seitwärts aus. Die Bewegung können Sie in der Amplitude (groß Scheren/klein Scheren) variieren.

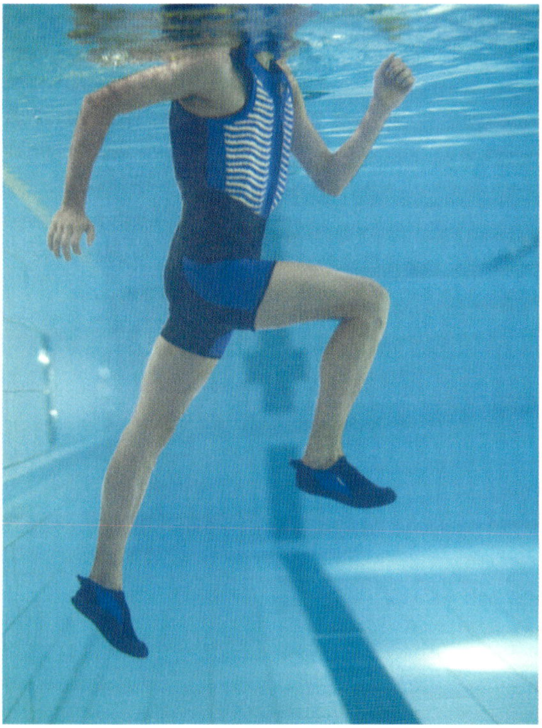

Überlanger Schritt: Führen Sie Laufschritte mit hohem Kniehub und maximaler Zugphase aus. Genaue Beschreibung Seite 66.

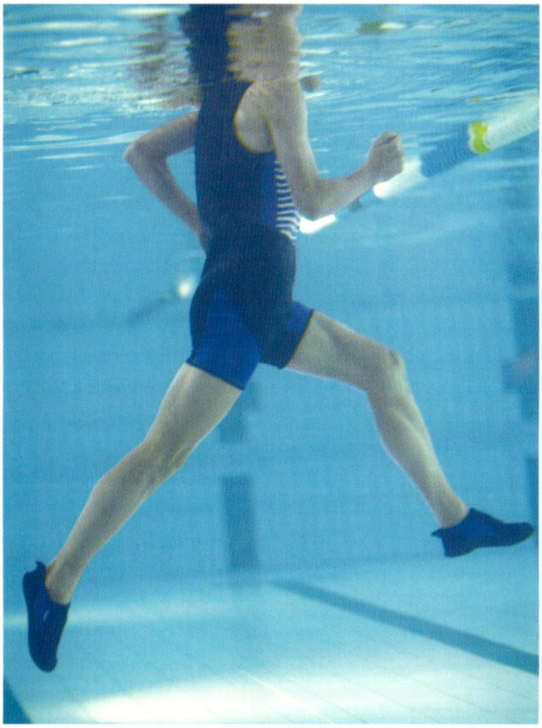

Rumpf

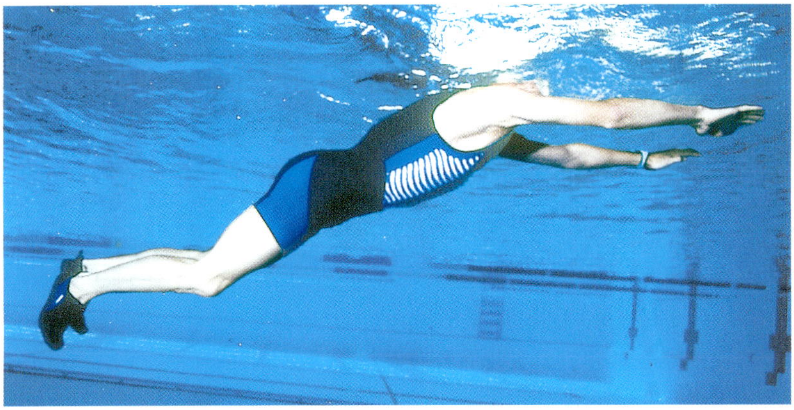

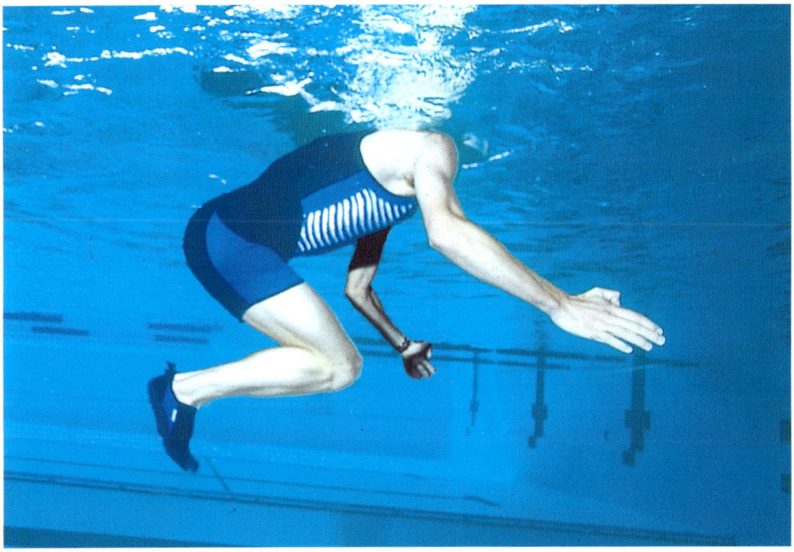

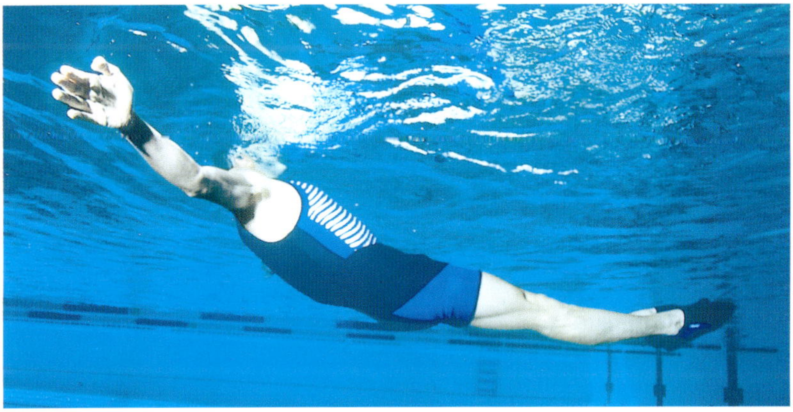

Bauchrolle: Ziehen Sie Ihre Beine aus der Bauchlage ins Päckchen an, dann strecken Sie Ihre Beine nach vorne, so dass Sie nun in Rückenlage an der Wasseroberfläche liegen.

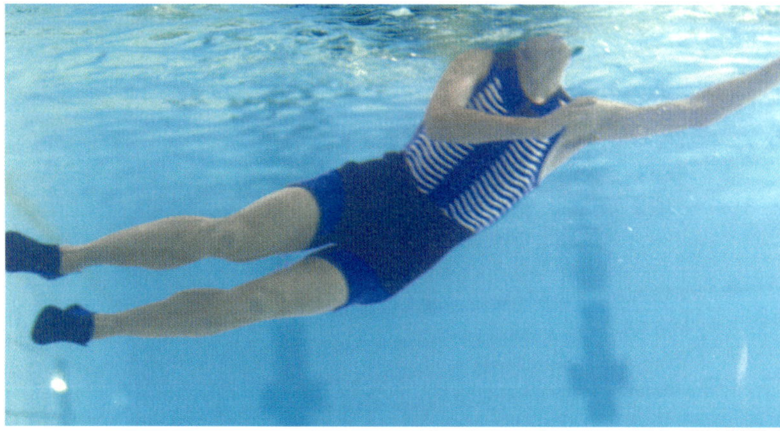

Seitwärtsrolle: Ziehen Sie Ihre an der Wasseroberfläche zur Seite gestreckten Beine ins Päckchen an und strecken Sie sie danach auf die andere Seite.

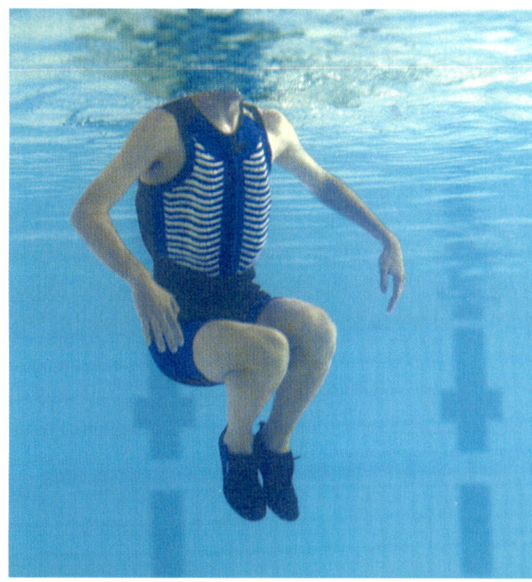

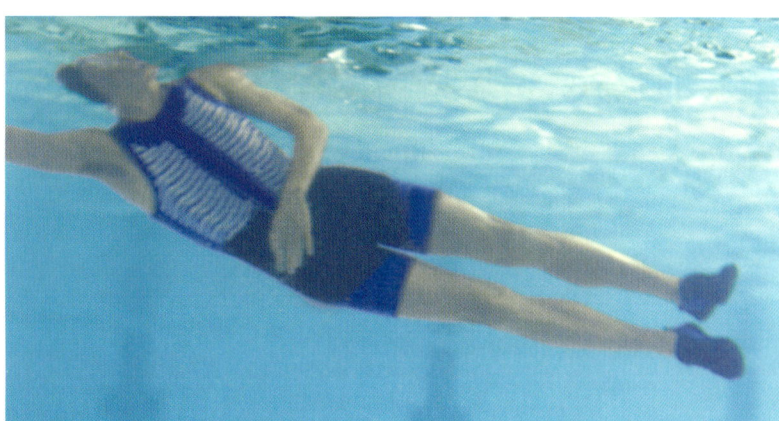

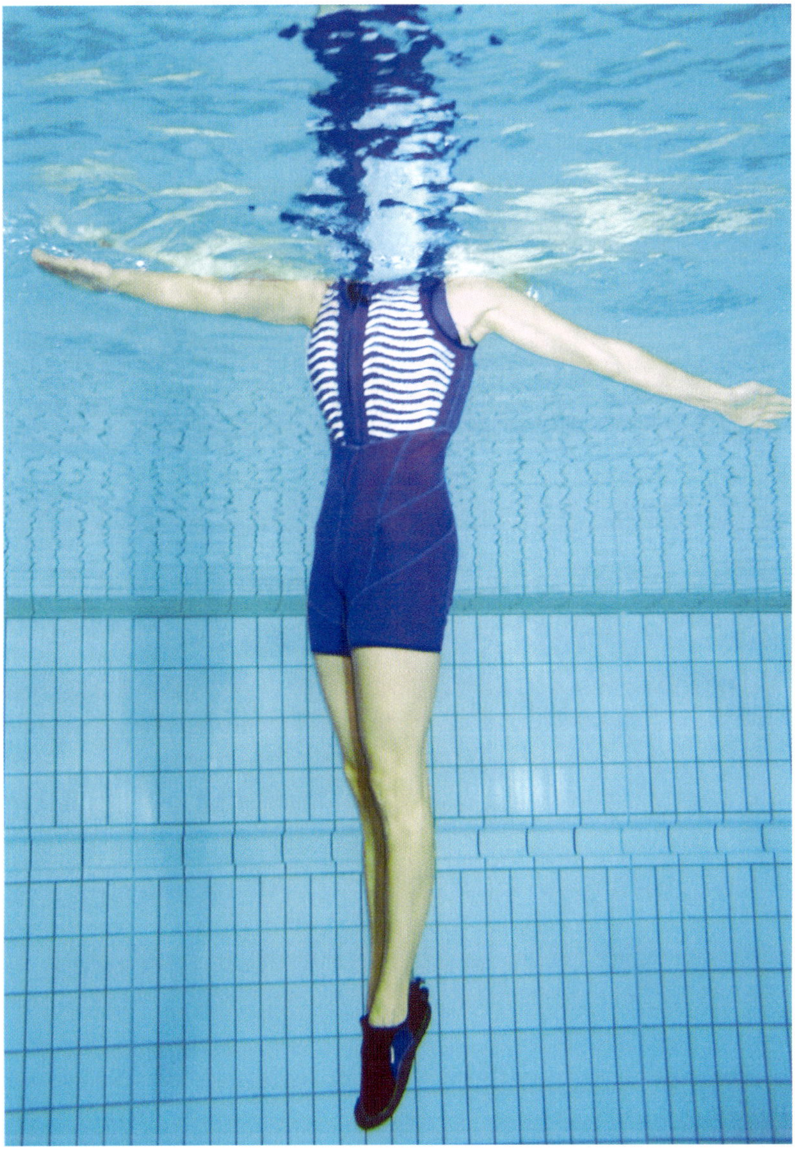

Nadel: Aus der Körpermitte stoßen Sie die Fußspitzen nach unten und »wachsen mit dem Kopf in den Himmel«. Damit erreichen Sie eine stabile und aufrechte Wasserlage. Rotieren Sie nun Ihr Becken von links nach rechts. Die Arme sind seitwärts ausgestreckt.

Zur weiteren Stärkung der Rumpfmuskulatur eignen sich ebenfalls die verschiedenen Deep Water Running-Schrittformen (siehe Seite 60).

Oberschenkel

Sprünge: Ziehen Sie aus der gestreckten, vertikalen Position beide Beine an und strecken Sie sie wieder unter den Körperschwerpunkt oder leicht zur linken und rechten Seite.

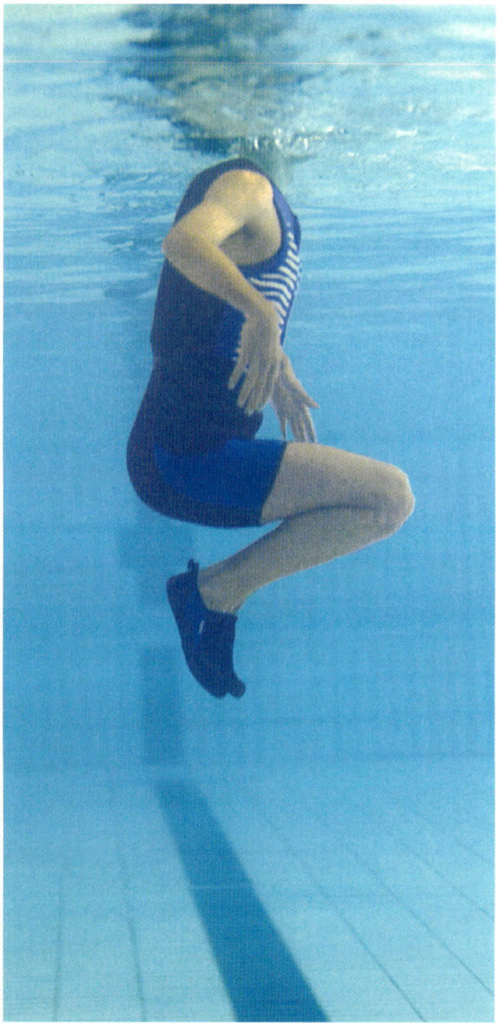

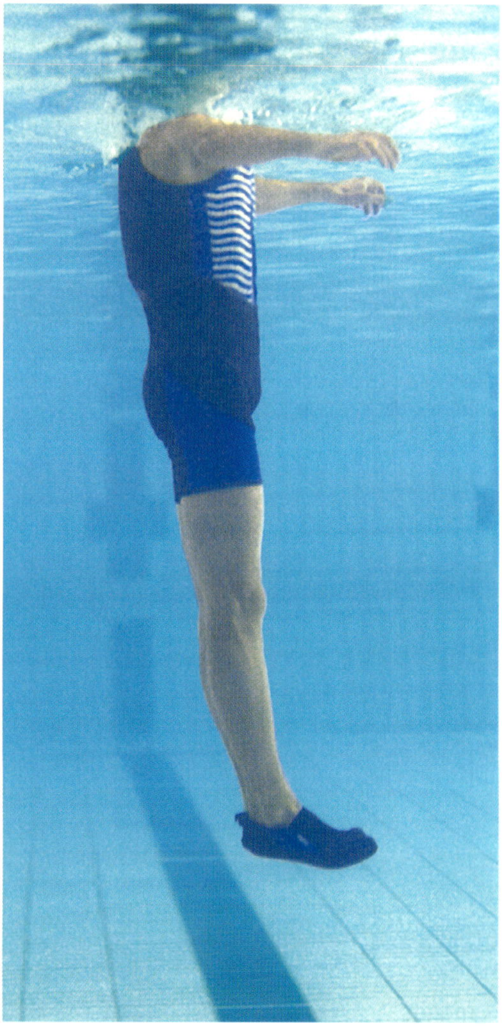

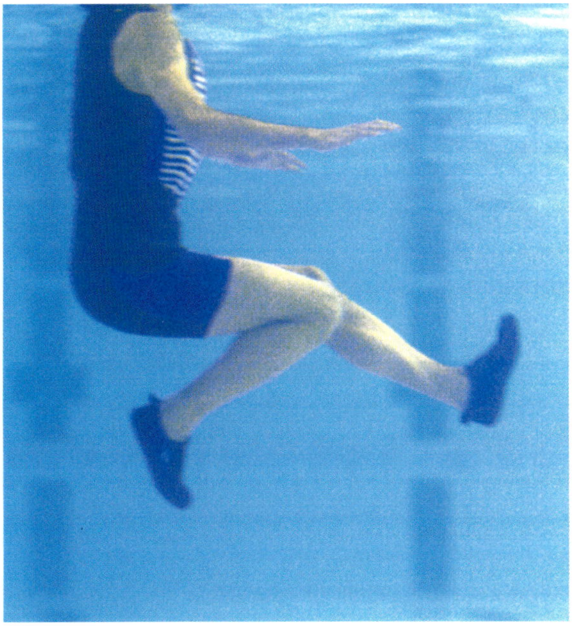

Kicken: Führen Sie Ihre Unterschenkel aus der sitzenden Position abwechselnd mit einer kickenden Bewegung nach vorne. Achten Sie dabei auf hüftbreite Kniestellung.

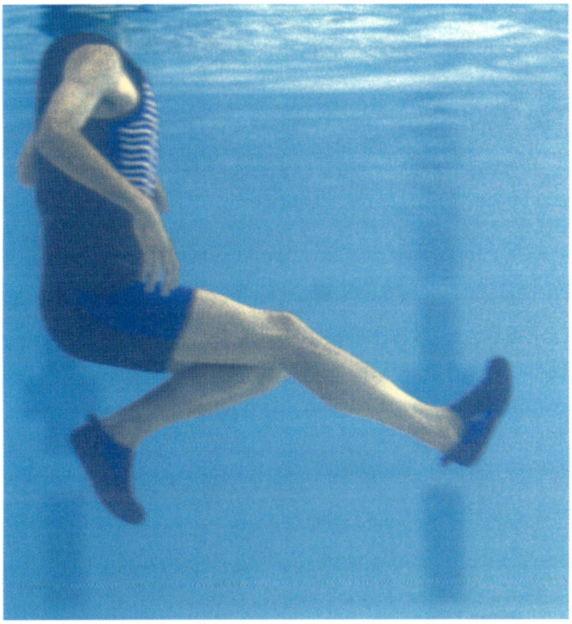

Zur weiteren Stärkung der Oberschenkelmuskulatur eignen sich ebenfalls die verschiedenen Deep Water Running-Schrittformen (siehe Seite 60).

Schultergürtel

Armzug: Strecken Sie beide Arme nach vorne. Ziehen Sie dann die gestreckten Arme mit den Daumen an der Wasseroberfläche seitwärts nach hinten und danach wieder nach vorne. Die Beine arbeiten im Skipping-Schritt (siehe Seite 68).

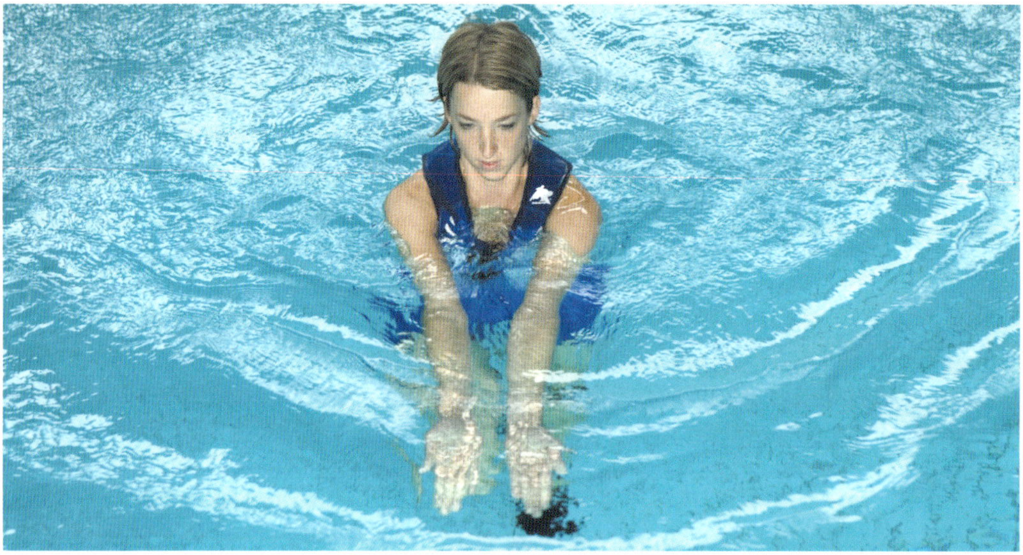

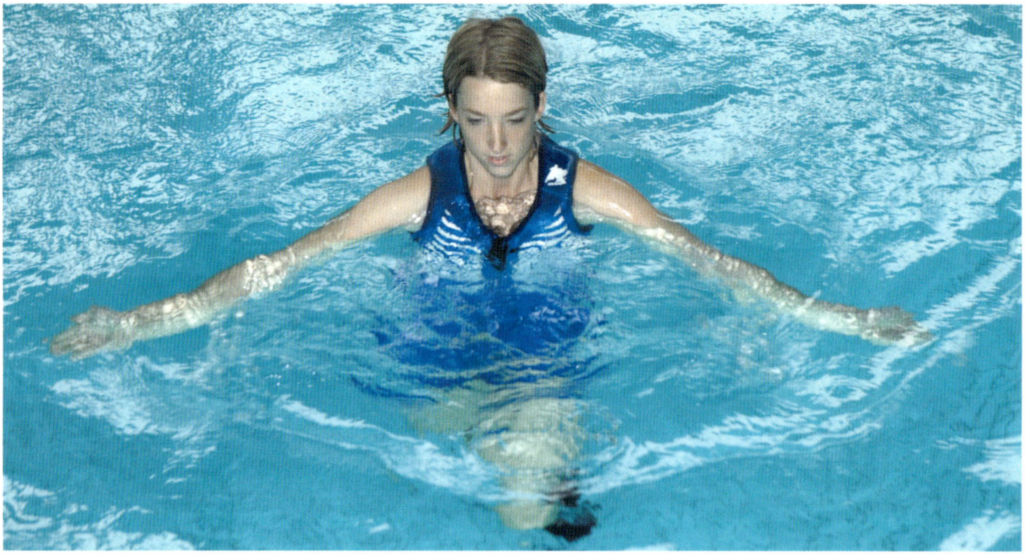

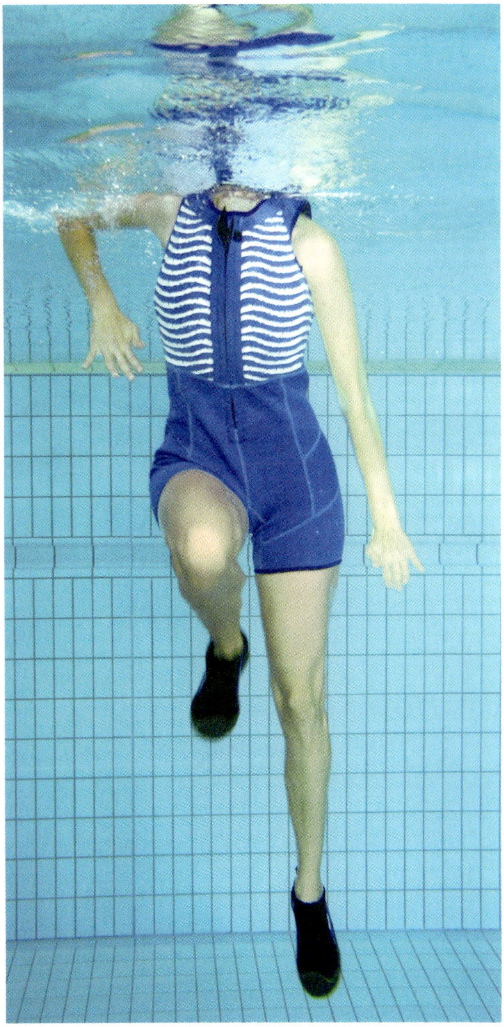

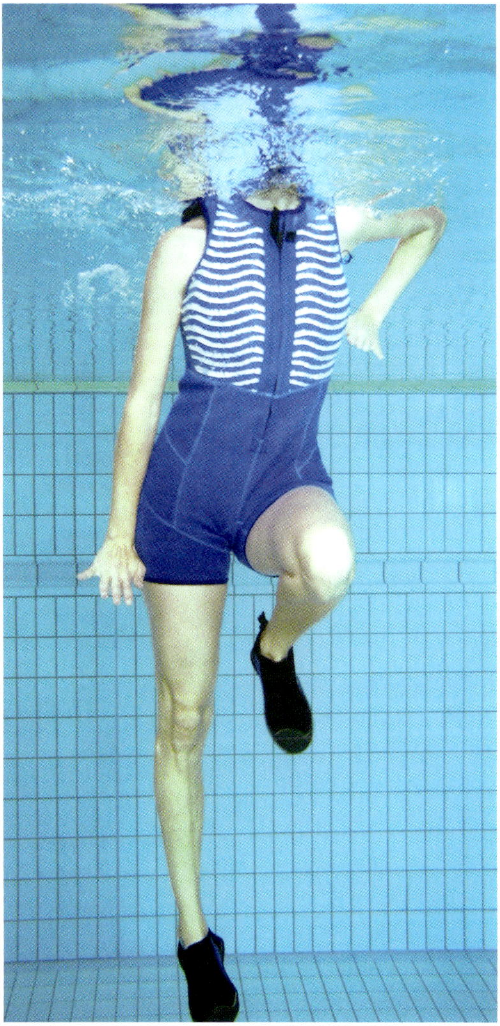

Pumpen: Führen Sie die Handfläche am Oberkörper und Oberschenkel entlang nach unten und oben. Der Ellbogen wird dabei aus dem Wasser geführt. Die Beine arbeiten im Skipping-Schritt (siehe Seite 68).

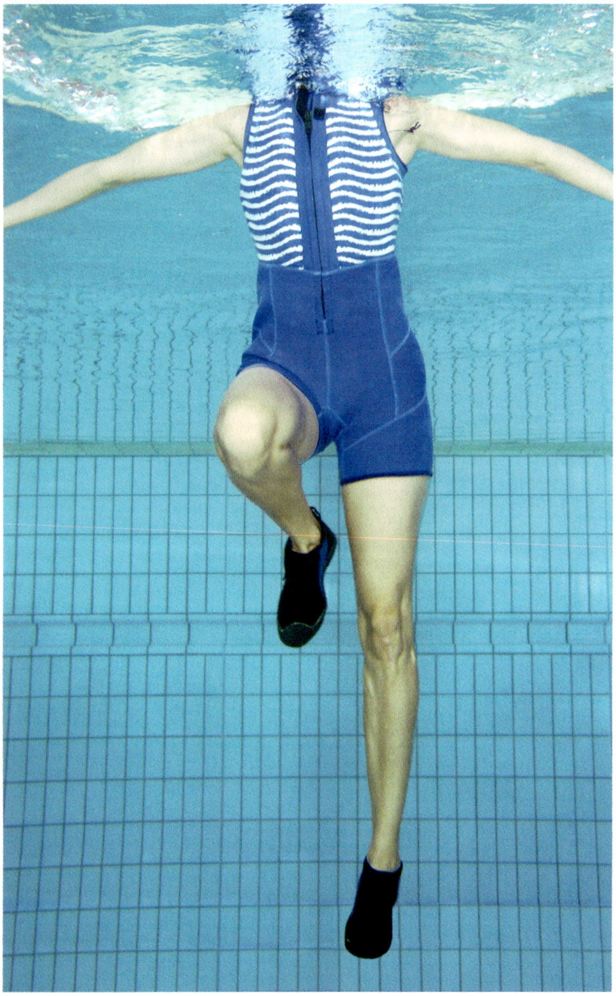

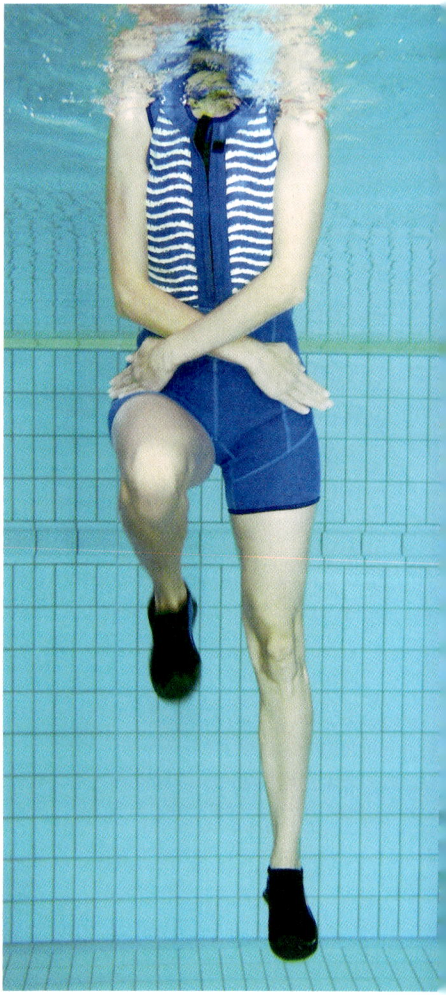

Diagonale: Strecken Sie beide Arme mit nach oben gerichteten Daumen zur Seite. Führen Sie nun die gestreckten Arme nach vorne unten und überkreuzen Sie sie vor dem Körper und wieder zurück. Ihre Schultern bleiben unten, das Brustbein oben. Die Beine arbeiten im Skipping-Schritt (siehe Seite 68).

Albatros: Drücken Sie die nach außen gestreckten Arme gegen den Wasserwiderstand nach unten an die Oberschenkel und wieder zurück, während Sie mit dem Skipping-Schritt stampfen. Dabei bleiben die Schultern stets unten, das Brustbein nach oben gerichtet und der kleine Finger gibt den Druck.

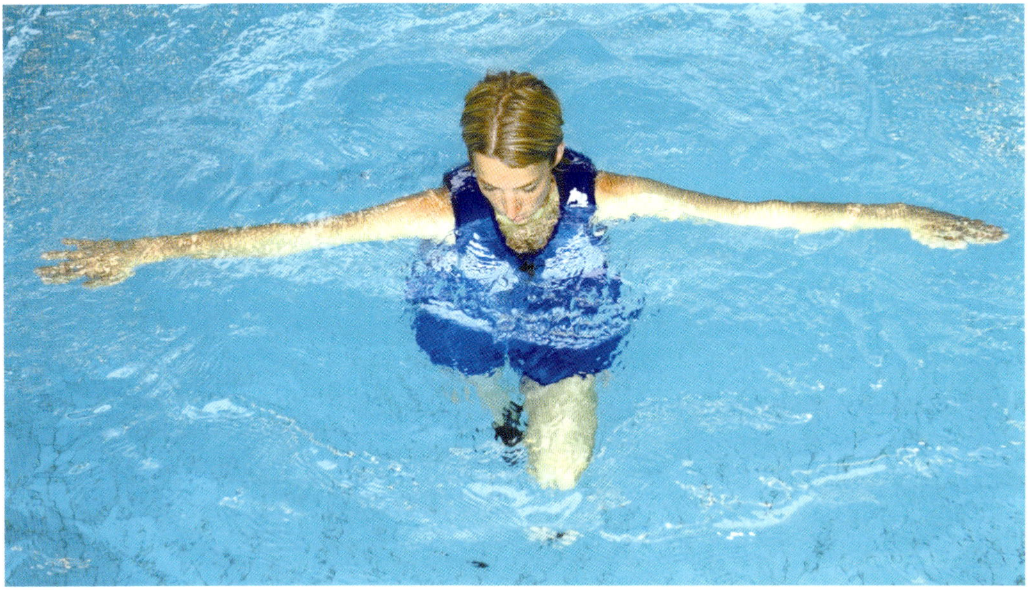

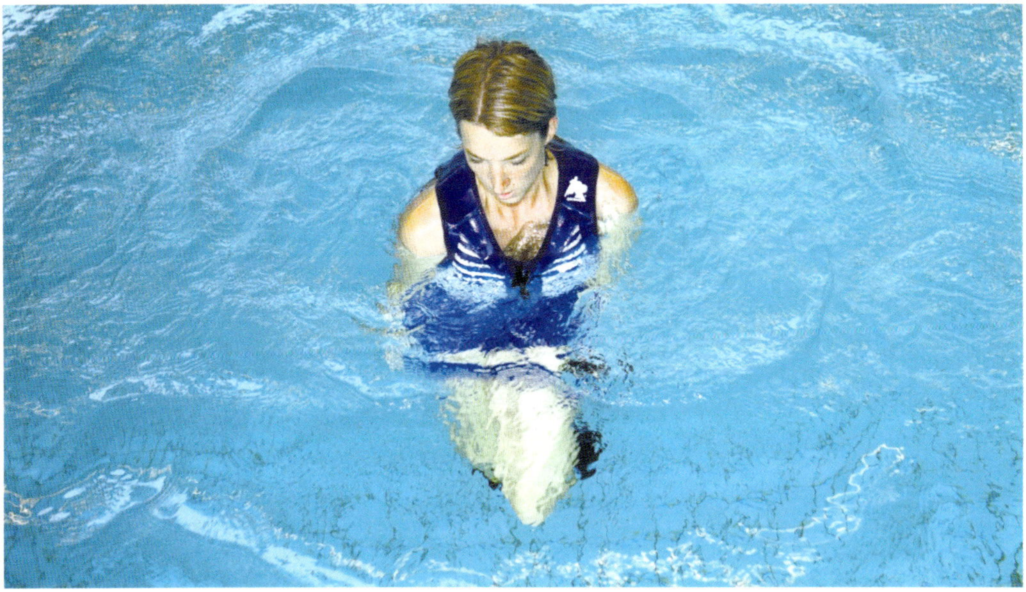

Starke Muskeln führen zu Gesundheit und Wohlbefinden

Bauen Sie eine Wassergymnastik-Sequenz mit oder um diese vier zentralen Muskelgruppen herum auf, denn sie stellen quasi den Schlüssel zum Erfolg dar, zum Aufbau der gesunden Körperhaltung. Dies könnte beispielsweise so aussehen, dass Sie aus jeder Gruppe eine Übung nehmen und diese vier Übungen dreimal hintereinander wiederholen. Oder Sie stellen aus allen zwölf Übungen ein Programm zusammen.

Weitere Wassergymnastik-Übungen

Seitwärts-Sprünge: Ziehen Sie beide Beine aus der stehenden Position an und drücken Sie diese gegen den Wasserwiderstand leicht nach links und anschließend nach rechts unter den Körperschwerpunkt, so wie wenn Sie über einen imaginären Bock oder eine Linie springen würden.

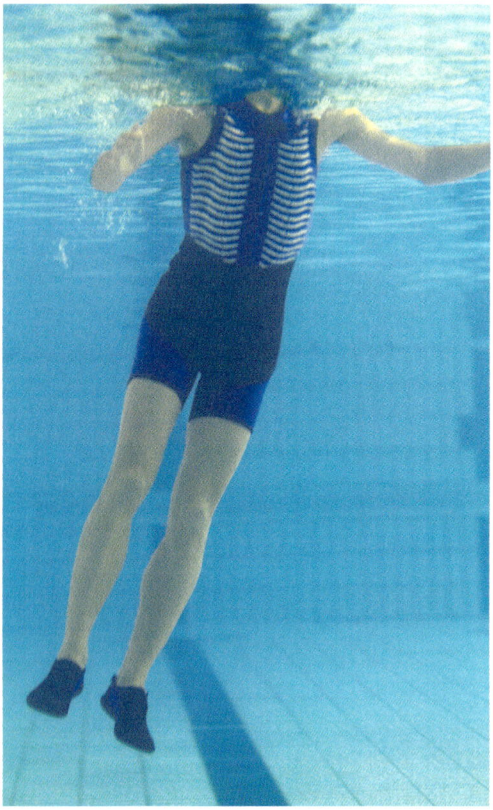

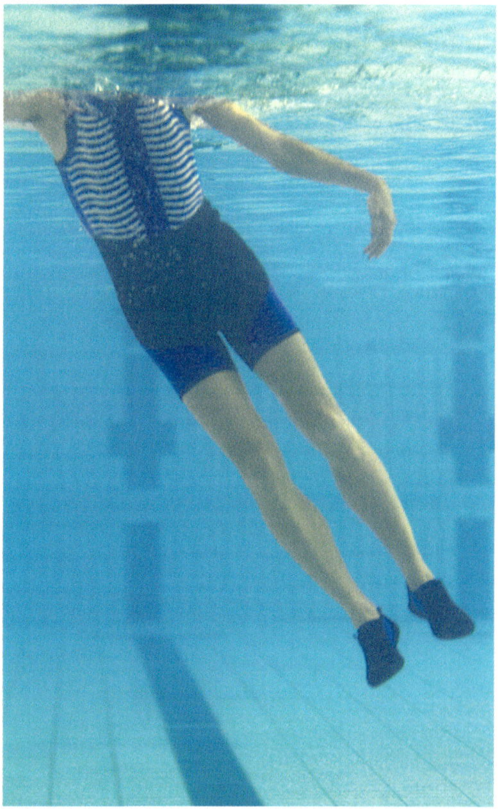

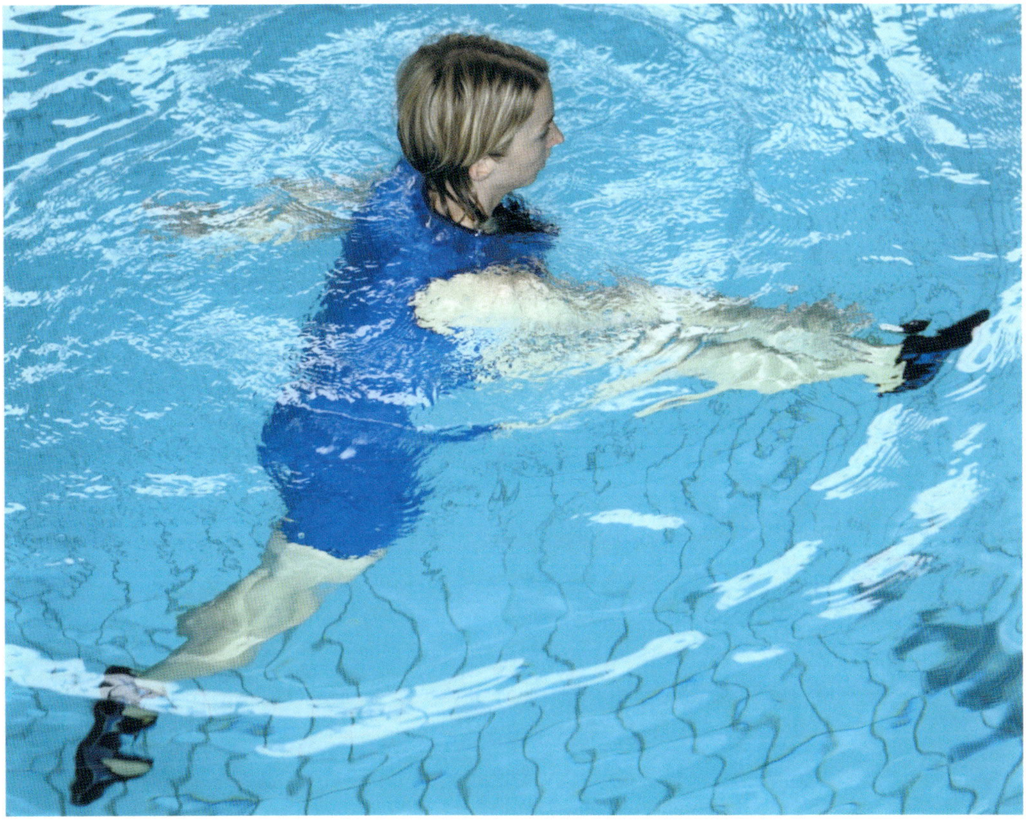

Große Schere: Führen Sie das gestreckte rechte Bein nach vorne oben und berühren Sie es mit der linken Hand des gestreckten Armes. Ziehen Sie danach das Bein zurück unter den Körperschwerpunkt, während Sie das linke Bein und den rechten Arm auf die gleiche Weise nach vorne führen.

Radfahren im Kreis: Legen Sie sich seitlich an die Wasseroberfläche und drehen Sie sich durch kräftiges Anziehen und Strecken der Füße und eine kurze Zugphase im Kreis.

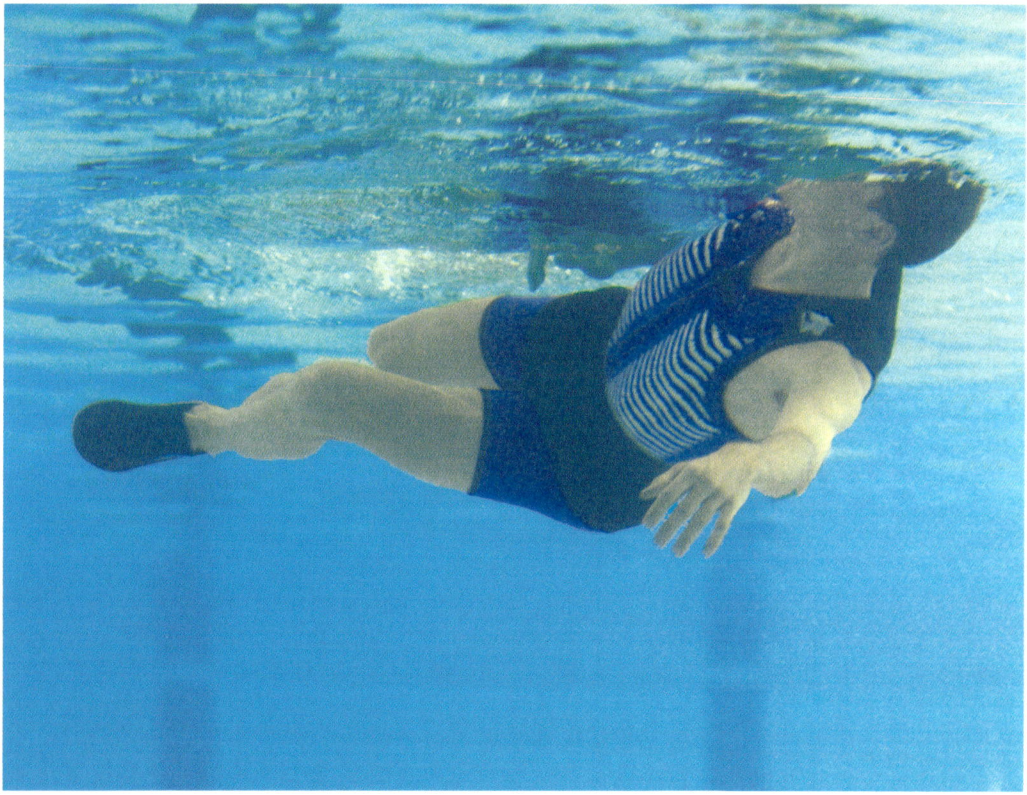

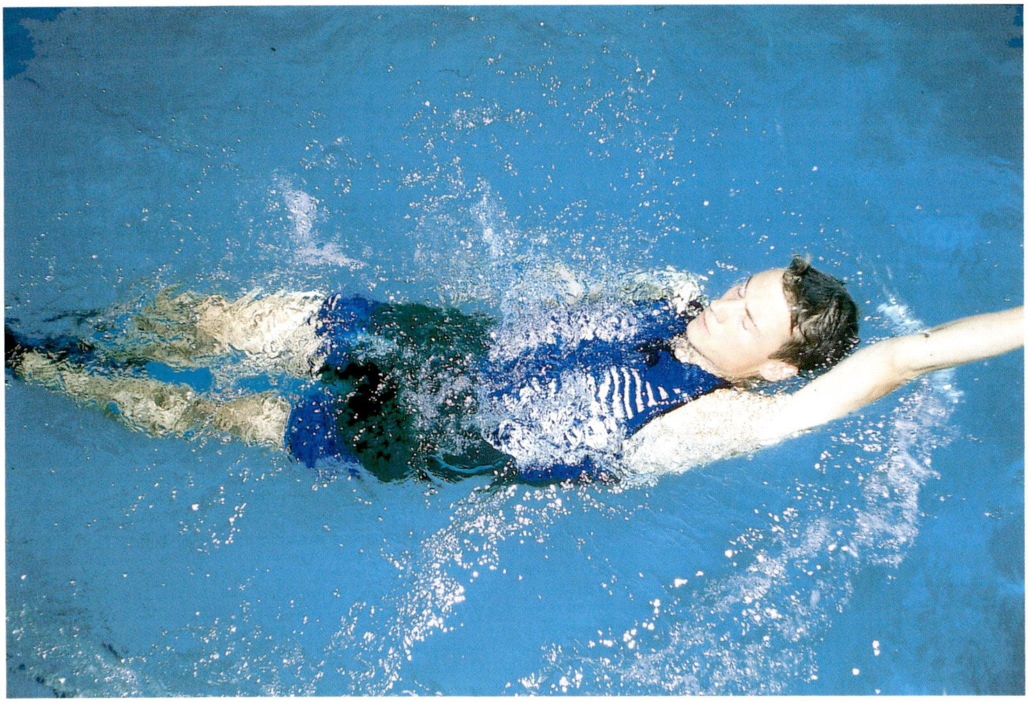

Rückencrawl: Legen Sie sich auf den Rücken und führen Sie kickende Bewegungen aus der Hüfte aus; stellen Sie sich vor, Sie kicken einen an der Wasseroberfläche liegenden Ball. Die gestreckten Arme führen Sie nun abwechselnd über den Kopf. Tauchen Sie weit oben mit dem kleinen Finger voran ins Wasser ein und ziehen Sie den Arm bis auf die Höhe des Oberschenkels.

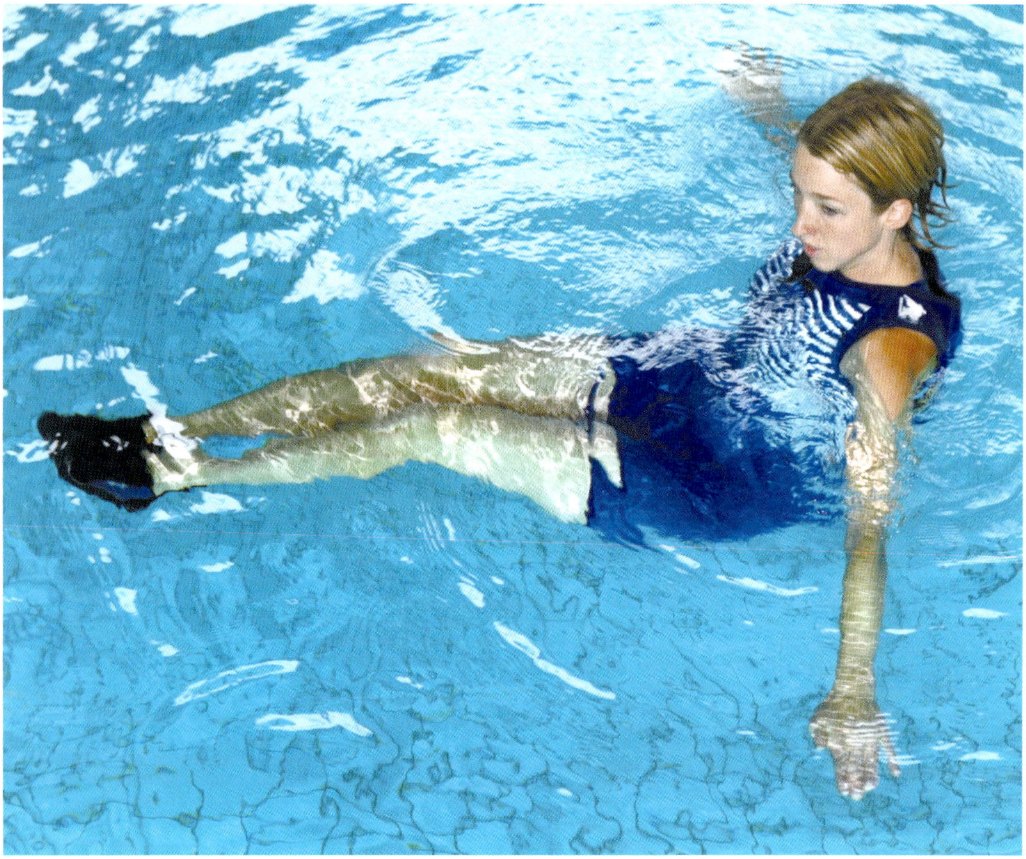

Seerose: Die Fußspitzen werden im Langsitz (Klappmesser) aus dem Wasser gestreckt. Mit paddelnden Armbewegungen drehen Sie sich im Kreis. Wechseln Sie ab und zu die Richtung und ziehen Sie den Bauchnabel stets nach innen zur Wirbelsäule.

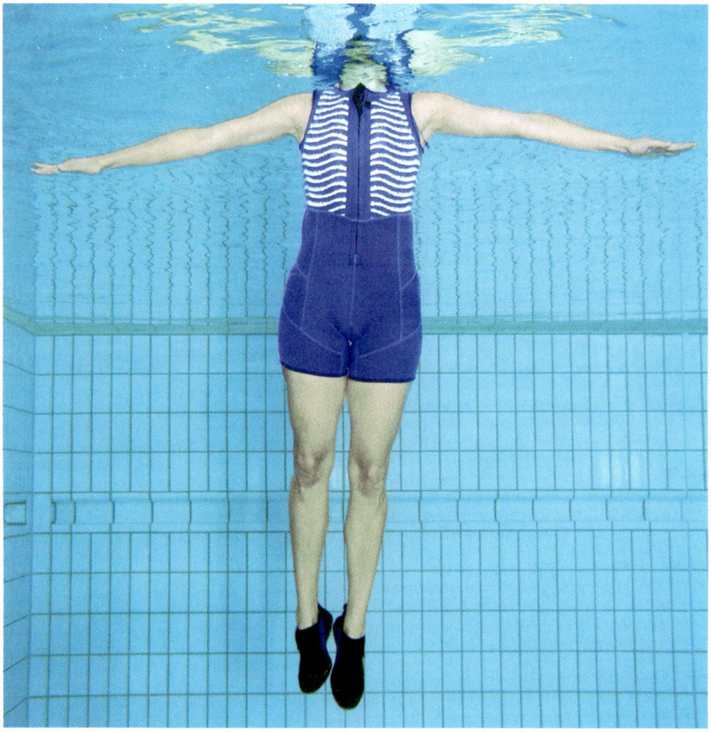

Pinguin: Drücken Sie die gestreckten Beine aus der stehenden Position gegen den Wasserwiderstand nach außen. Die Füße sind in Position Flex (gebeugt) für viel Widerstand, in Position Point (gestreckt) für wenig Widerstand. Achten Sie gleichzeitig auf die aufrechte Oberkörperposition und schieben Sie Ihre Hüfte nach vorne.

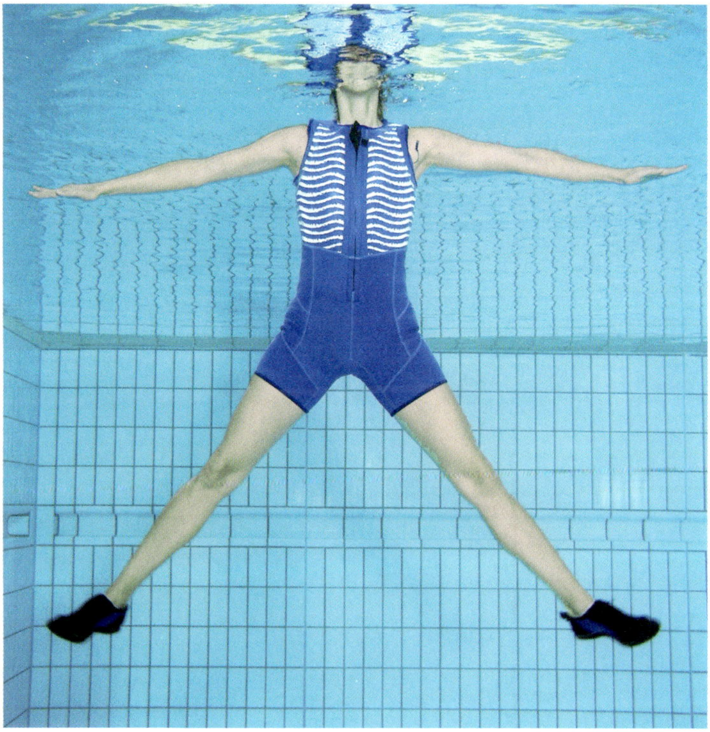

Überkreuzen liegend: Legen Sie sich mit gespreizten Beinen auf den Rücken. Schwingen Sie nun das gestreckte rechte Bein zur linken Seite. Kippen Sie gleichzeitig den Oberkörper zur Seite ab. Ziehen Sie danach das Bein zurück in die Ausgangsposition, ehe Sie mit dem linken Bein die gleiche Bewegung machen.

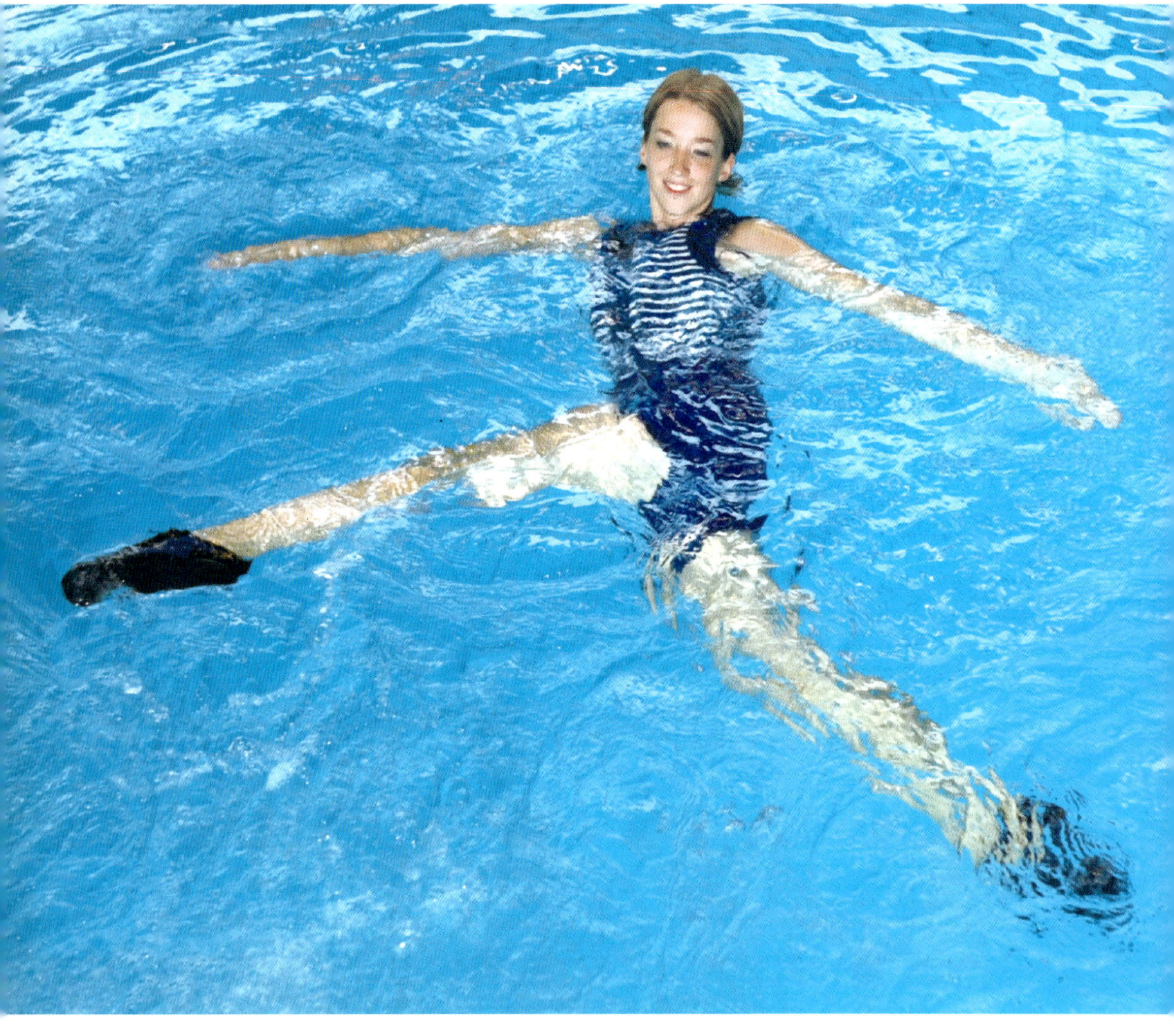

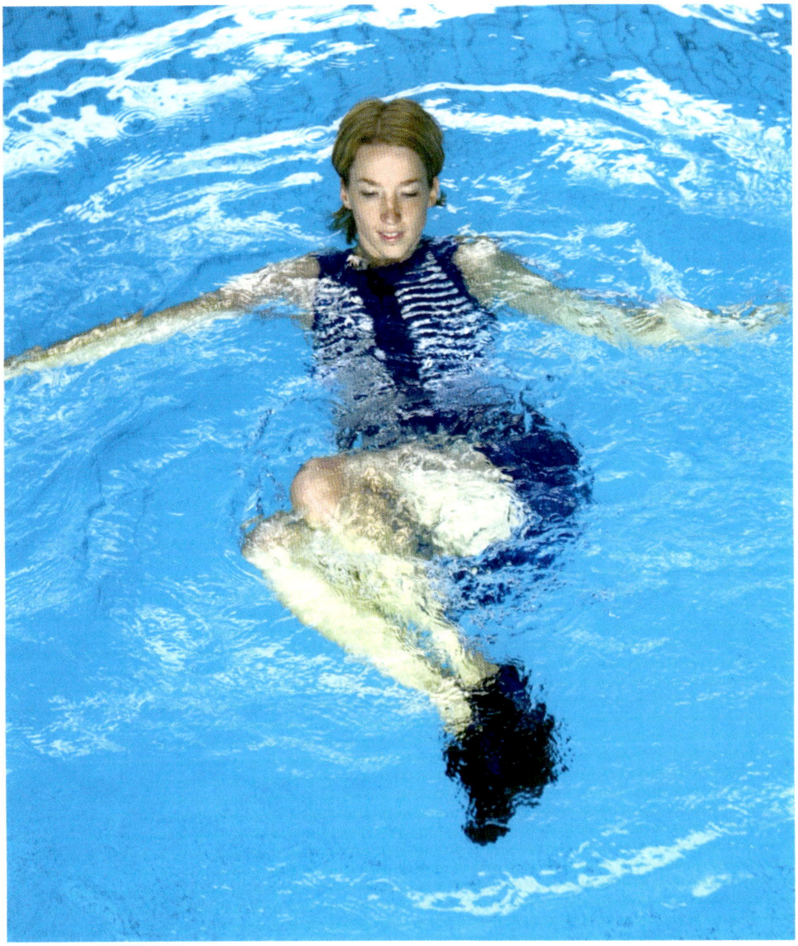

Wiege: Winkeln Sie beide Beine in der liegenden Position an und wiegen Sie die Knie seitlich nach links und rechts, während Sie die Arme zur Stabilisierung seitwärts ausstrecken.

Wie gestalten Sie Ihre Wassergymnastik-Sequenz?

Beginnen Sie zuerst mit niedriger Intensität und langsamer Bewegungsgeschwindigkeit und bei Unsicherheiten auch am Beckenrand, indem Sie sich je nach Übung mit einer oder beiden Händen festhalten und stabilisieren. Üben Sie die einzelnen Bewegungen häufig, bis Sie die Technik beherrschen und möglichst korrekt einsetzen können. Führen Sie dann die einzelnen Bewegungen 60 bis 90 Sekunden mit einer Intensität durch, in der Sie 30 Minuten durchhalten könnten. Wechseln Sie anschließend direkt zur nächsten Übung, ehe Sie nach vier bis fünf Übungen eine aktive Pause mit ruhigen Dauerlauf-Schritten (siehe Seite 62) durchführen.

Mit dieser Methode bauen Sie die Fähigkeit im entsprechenden Muskel auf, mit höheren Lasten länger aerob – ohne Übersäuerung – zu arbeiten. Beispielsweise sind Sie länger in der Lage, eine schwere Tasche tragen zu können.

In einer zweiten Phase können Sie mit mehr Kraft arbeiten und die einzelnen Übungen nur noch 30 bis 60 Sekunden mit einer Intensität durchführen, die Sie fünf Minuten durchhalten könnten. Die zwischen den einzelnen Übungen liegende Pause mit lockeren und ruhigen Dauerlauf-Schritten oder anderen Wassergymnastik-Übungen beträgt die gleiche Dauer. Bei Schmerzen können Sie die Belastungs- und Pausendauer

➤ Aerobe und anaerobe Energiebereitstellung

Jede Bewegung benötigt Energie. Je länger eine Belastung dauert, desto größer sind die Anteile der aeroben Energiebereitstellung mit Hilfe von Sauerstoff. Je intensiver eine Belastung ist, desto größer sind die Anteile der anaeroben Energiebereitstellung ohne Hilfe von Sauerstoff. Das Verhältnis von Dauer und Intensität entscheidet darüber, ob die energiereiche Verbindung Adenosintriphosphat (ATP) hauptsächlich aus Fettsäuren und Glucose mittels Sauerstoff aufgebaut wird. Durch eine weitere Steigerung der Intensität führt der anaerobe Abbau von Zucker zur Erhöhung des Laktatspiegels und damit zum baldigen Abbruch der Tätigkeit. Bei höchsten Intensitäten über wenige Sekunden sind ausschließlich die intrazellulären Phosphate genügend schnell verfügbar.

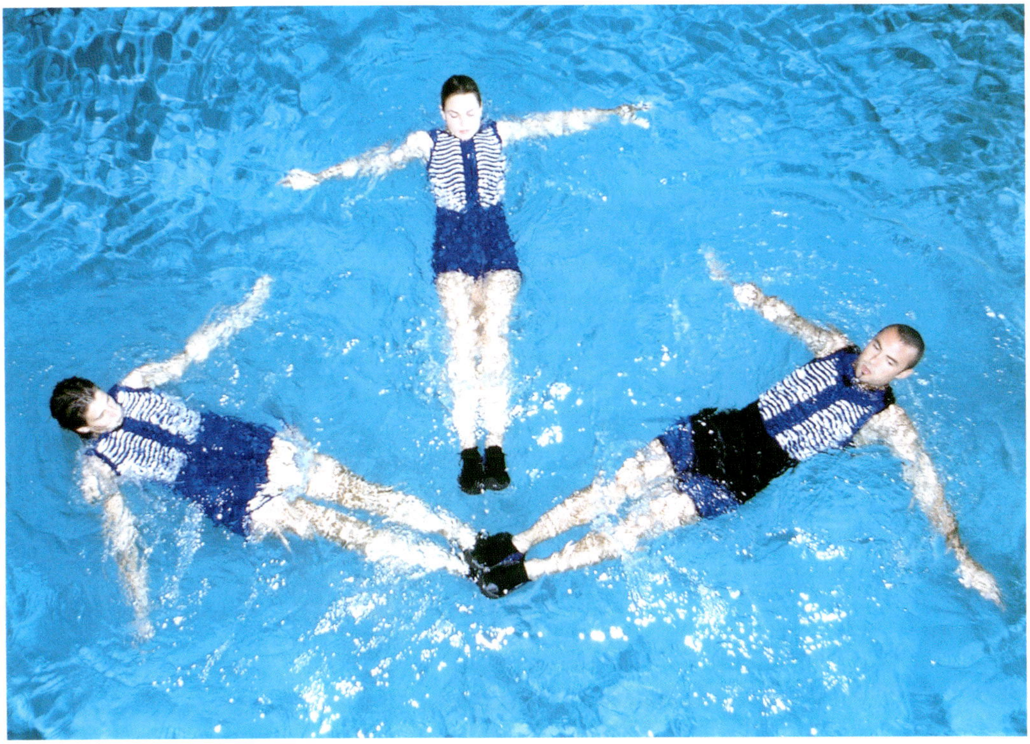

auch auf jeweils 15 bis 20 Sekunden senken.
Mit dieser Methode optimieren Sie die Fähigkeit im entsprechenden Muskel, innerhalb kurzer Zeit viel Kraft einzusetzen. Beispielsweise sind Sie fähig, einen schwereren Reisekoffer über eine kurze Strecke zu tragen.

Selbstverständlich gibt es noch höhere Intensitäten mit anderen Effekten auf die Muskulatur wie beispielsweise Steigerung der Maximalkraft durch Muskelquerschnittstraining. Die Durchführung dieser Trainingsformen ist aber im Wasser entweder schwer oder kaum möglich aufgrund des Wasserauftriebs, des limitierten Widerstands oder der mangelnden Stabilität durch den fehlenden Bodenkontakt.

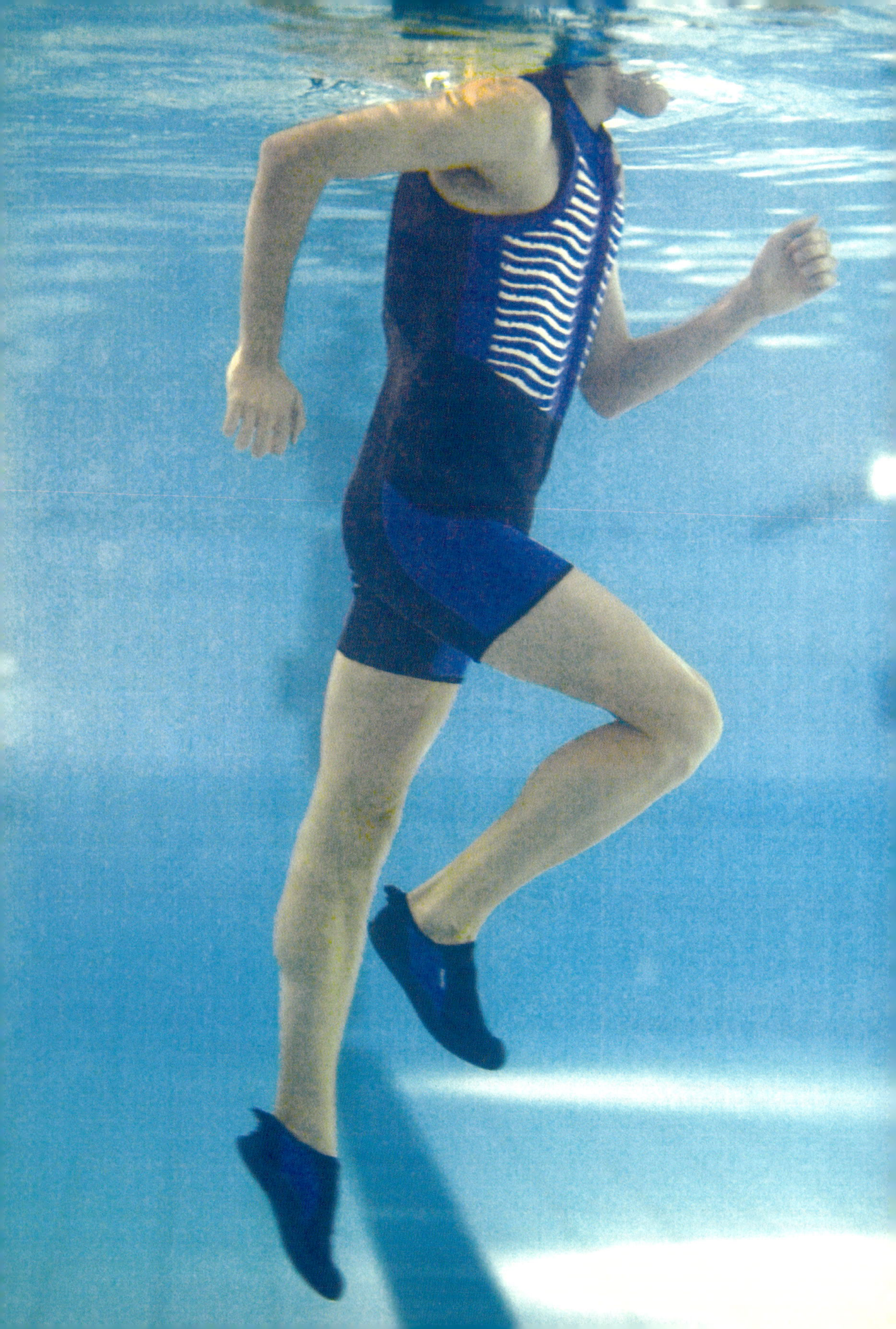

Deep Water Running

Das Deep Water Running ist in erster Linie ein Herz-Kreislauf-Training. Doch sofern die Technik stimmt, wird sich auch Ihre Lauftechnik beim Laufen an Land verbessern und die gesamte dorsale Muskelkette wird gekräftigt, ohne dass die passiven Strukturen belastet werden. Damit dies aber auch wirklich gelingt, gilt das Gleiche wie bei der Wassergymnastik: Das Training muss die nötige Dauer und Intensität haben und korrekt ausgeführt werden. Letzteres ist gar nicht so einfach umzusetzen, da der Bodenkontakt fehlt – man spricht vom *offenen System*.

Wichtig: die richtige Technik

Aus diesem Grund sollten Sie von Anfang an auf die exakte Technik achten: Setzen Sie sich jedes Mal, wenn Sie ins Wasser steigen, mit der Technik oder zumindest einem Bewegungselement auseinander. Versuchen Sie sich mit jedem Wassertraining der perfekten Technik anzunähern und damit maximalen Nutzen aus dem Laufen im Wasser zu ziehen. Ihre Technik wird sich außerdem verbessern, wenn Sie die Bewegung an Land einbeinig auf einem erhöhten Untergrund durchführen. Übrigens: Es ist nicht derjenige der Beste, der am schnellsten vorwärts kommt!

Bei allen Schrittformen ist besonders auf die Stellung der Fußgelenke zu achten. Denn im Wasser gilt ebenso wie an Land: Wir streben den natürlichen Laufstil an. Durch aktives Stabilisieren der Fußgelenke während allen Vorwärtsbewegungen (Po-

Deep Water Running verbessert die Lauftechnik, trainiert das Herz-Kreislaufsystem und damit die Ausdauerleistungsfähigkeit.

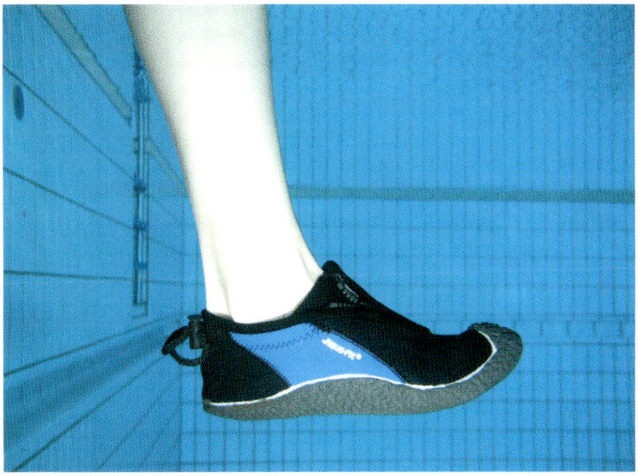

Flex

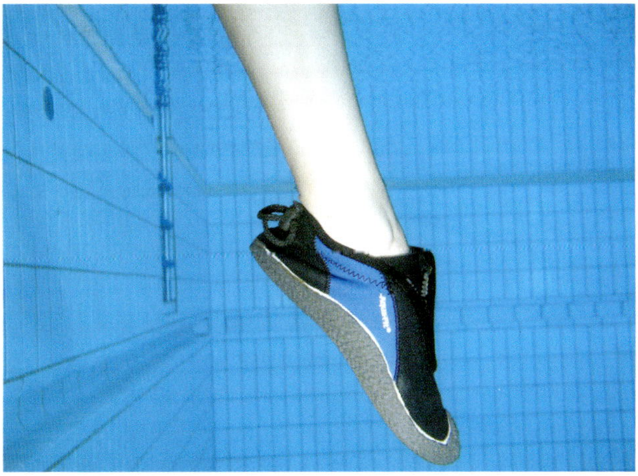

Point

Die Füße unterstützen den Bewegungsablauf beim Deep Water Running.

sition Flex; angezogener Fuß) und Rückwärtsbewegungen (Position Point; gestreckter Fuß) werden Fehlstellungen der unteren Extremitäten vermieden. Die richtige Fußstellung ist Voraussetzung dafür, dass sich die verschiedenen Bewegungen rasch und richtig ausführen lassen. Durch das aktive Mitarbeiten der Füße wird die Fuß- und Unterschenkelmuskulatur ideal trainiert. Aber nicht nur dies. Durch die aktive Fußgelenksarbeit schaffen Sie es auch, den korrekten Bewegungsablauf für das Laufen an Land zu schulen. Damit wird nämlich die Landung abgebremst und der kräftige Abstoß eingeleitet.

Die Schrittformen des Deep Water Running

Eine Deep Water Running-Sequenz wird mit drei Grundschrittformen bestritten: dem Dauerlauf-, dem Skipping- und dem Walking-Schritt. Wie beim Laufen im Gelände wird auch im Wasser stets mit den verschiedenen Schrittformen abgewechselt, wobei der Dauerlauf-Schritt den Basisschritt darstellt. Mit diesem Bewegungsmuster, welches dem Laufen an Land am nächsten kommt, sollte die Mehrheit der Zeit gelaufen werden. Jeder der drei Schritte kann in seiner Größe (Amplitude) variiert werden, wodurch sich weitere sinnvolle Schrittformen ergeben. Dadurch können Sie auch die Intensität variieren, insbesondere wenn Sie mit Musik laufen und dem Rhythmus folgen.

Trockentraining erleichtert das Erlernen der Deep Water Running-Schrittformen.

Wie erwerbe ich die Bewegungsmuster?

Grundsätzlich empfiehlt es sich, die Bewegungsmuster der drei Schrittformen Skipping, Dauerlauf und Walking an Land trocken und Schritt für Schritt einzustudieren, da wir im Wasser auf ein offenes Bewegungssystem treffen und der Wasserwiderstand erschwerend hinzu kommt. Überaus hilfreich ist es, wenn eine zweite Person die Bewegung kontrolliert und gegebenenfalls korrigiert. Stellen Sie sich seitlich auf eine Treppe, so dass das eine Bein frei schwingen kann. Halten Sie sich mit einer Hand am Geländer oder an einer Wand fest, falls Sie keinen sicheren Stand haben. Führen Sie nun zuerst den Skipping-, dann den Dauerlauf- und letztendlich den Walking-Schritt aus. Und zwar nicht fließend, sondern ganz langsam und wie bereits erwähnt Schritt für Schritt. Beim Dauerlauf-Schritt beispielsweise zuerst den mittleren Kniehub, dann das Vorpendeln des Unterschenkels, den Fußstellungswechsel und schließlich die Zugphase. Wiederholen Sie die Bewegung 12 bis 15 Mal pro Seite und sprechen Sie sich die einzelnen Eckpunkte vor.

Im Folgenden werden die Schrittformen beschrieben. Anhand des Dauerlauf-Schritts wird die Grundtechnik detailliert dargestellt, diese gilt für alle Schritte. Bei den weiteren Schrittformen wird nur noch in Stichworten aufgeführt, in welcher speziellen Art die Beine und Arme bewegt werden müssen.

Es hat sich als hilfreich erwiesen, das Zifferblatt einer Uhr als Grundlage für die Richtungsangabe zu verwenden.

Dauerlauf-Schritt

1. Ziehen Sie eine passende Wet Vest an.
2. Steigen Sie ins Wasser und lassen Sie sich hängen. Machen Sie sich ganz lang, »stehen« Sie im Wasser! Das Wasser sollte Ihnen maximal bis ans Kinn reichen. Die Beine sollten nun unter Ihrem Körperschwerpunkt sein. Auf dem Zifferblatt einer Wanduhr stünde Ihr Kopf auf 12 Uhr und Ihre Füße auf 6 Uhr. Ihr Blick ist geradeaus in Richtung 3 Uhr gerichtet.
3. Stellen Sie sich vor, Sie hätten einen Scheinwerfer am Bauch montiert, der ab sofort immer geradeaus nach vorne oder 3 Uhr auf dem Zifferblatt der Wanduhr leuchtet, parallel zur Wasseroberfläche und dem Boden des Schwimmbeckens.
4. Machen Sie Ihren Oberkörper lang, indem Sie das Brustbein und den Bauchnabel voneinander entfernen.
5. Beginnen Sie nun mit ganz kleinen Laufschritten: Heben Sie leicht (!) das Knie mit dem angezogenen Fuß (Flex-Stellung), pendeln Sie den Unterschenkel nach vorne, bis die Ferse im Lot des Knies ist, drücken Sie die Fußspitze auf 5 Uhr und ziehen Sie das nun gestreckte Bein unter dem Körperschwerpunkt durch nach hinten bis auf 7 Uhr.
6. Der Kopf ruht im Gleichgewicht auf den Schultern. Schwingen Sie die Arme in einem 90-Grad-Winkel parallel am Oberkörper vorbei nach vorne und hinten, die Ellbogen ziehen von 6 Uhr in Richtung 9 Uhr. Die Finger bleiben entspannt, der Daumen ruht leicht auf dem Zeigefinger, die Handfläche zeigt zum Körper.
7. Achten Sie darauf, dass der Schritt flüssig, aber nicht ausladend ist und weit unter dem Körper ist.

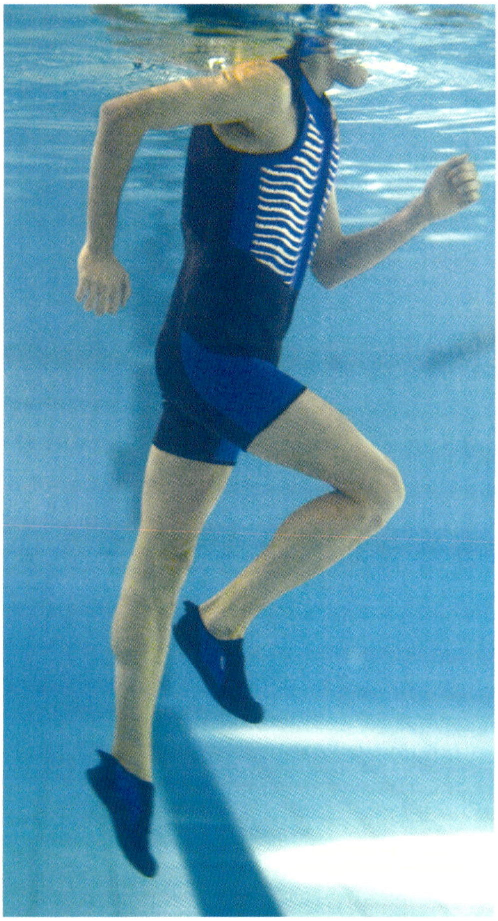

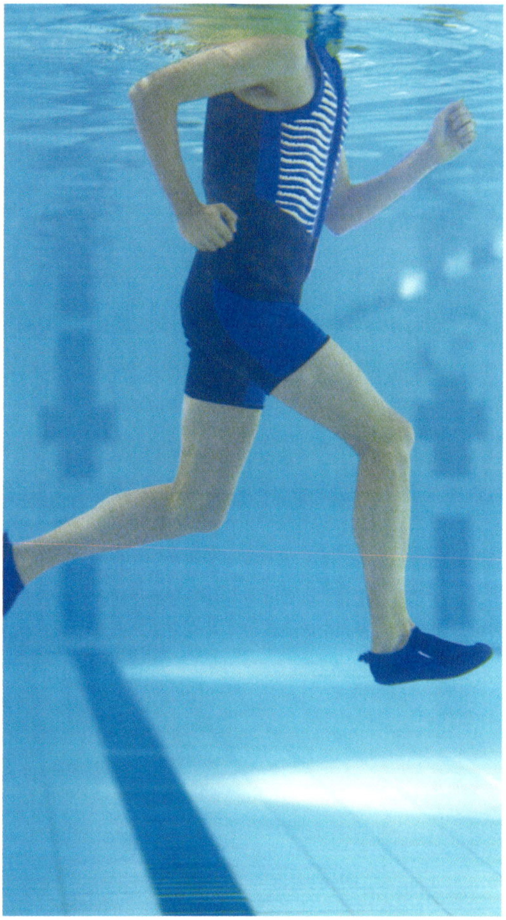

Würde man einen Läufer vom Land ins Wasser setzen, würde seine Bewegung der des Dauerlauf-Schrittes entsprechen.

Merkmale:

- Bewegung zwischen 5 und 7 Uhr
- Mittlerer Kniehub
- Vorpendeln des Unterschenkels mit dem Fuß in Flex-Stellung, bis die Ferse im Lot des Knies ist
- Absenken der Fußspitze auf Position Point (gestreckt)
- Dynamische Zugphase mit gestrecktem Bein bis zur vollständigen Hüftstreckung, wobei die große Zehe in der Vorstellung einen Strich am Boden zieht
- Die Arme schwingen am Körper in einem 90-Grad-Winkel

Ziel:

- Optimierung der Lauftechnik
- Dynamische Kräftigung der dorsalen Kette
- Verbesserung der Zugphase
- Statische Kräftigung der Rumpfmuskulatur

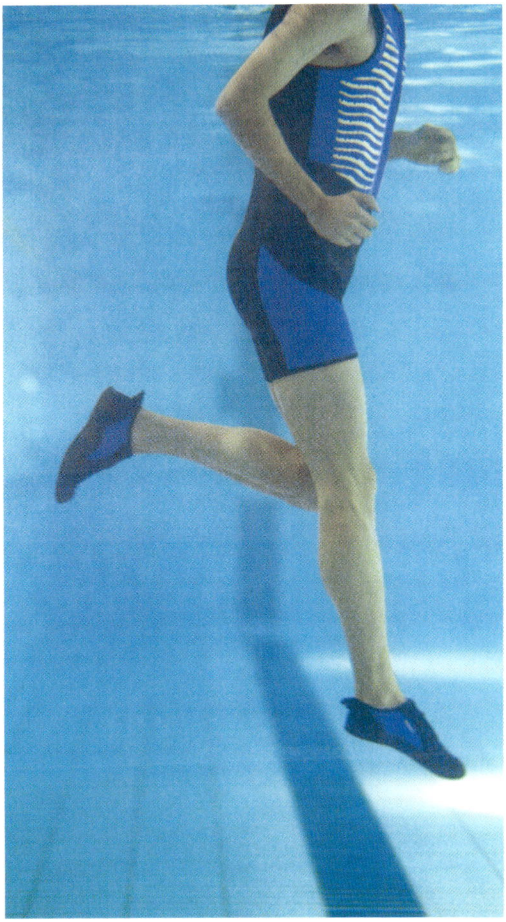

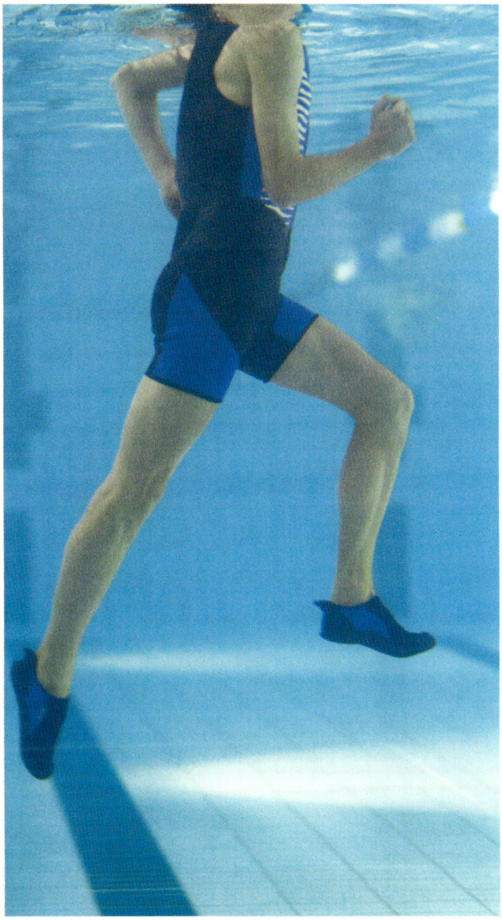

Einsatzbereich:

- In allen Intensitätsbereichen und Trainingsformen

Varianten des Dauerlauf-Schritts

Wird der Dauerlauf-Schritt in seiner Größe variiert, entstehen der *Asterix-* und der *Überlange Schritt*. Das zentrale Element aller drei Schritte ist die Zugphase, die stets unter dem Körperschwerpunkt zu erfolgen hat. Während sich der kleine, schnelle Asterix-Schritt insbesondere für hohe Intensitäten eignet, wird der überlange Schritt im Techniktraining zur Optimierung der Zugphase und zur Verbesserung der Schrittlänge und damit der Schnelligkeit angewendet. Sein Einsatz ist aber auch bei sehr hohen Intensitäten sinnvoll, wenn es um den Aufbau der Kraft im Rumpf und in der dorsalen Kette geht.

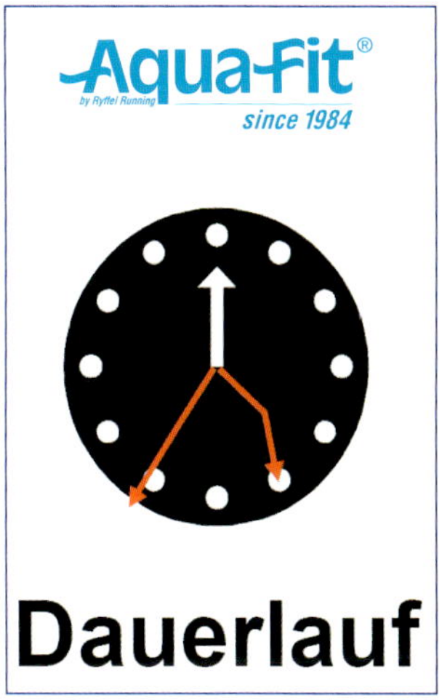

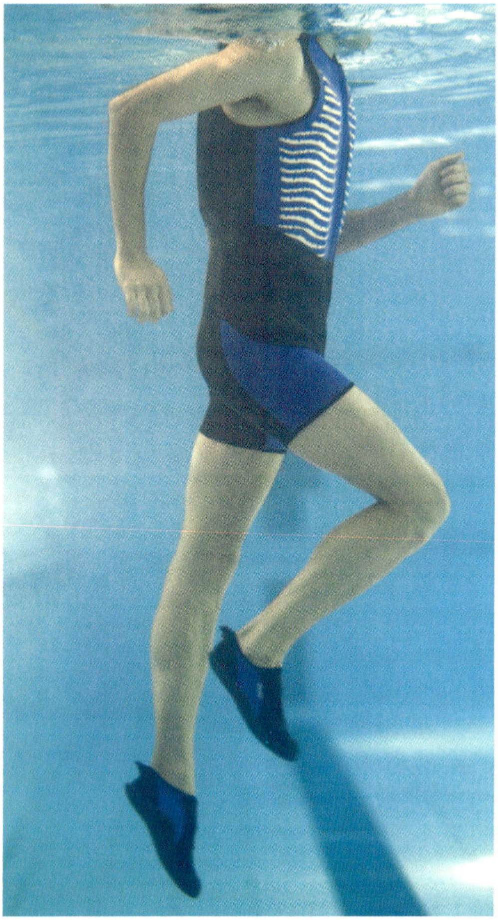

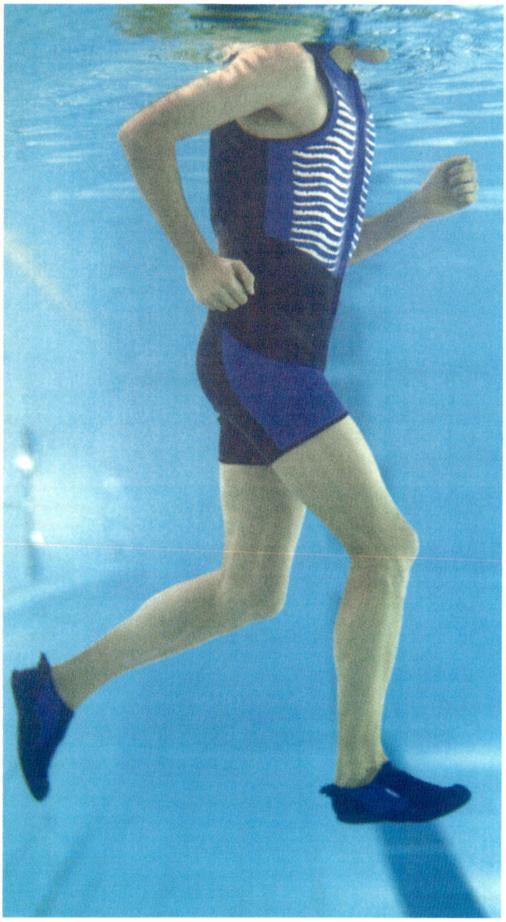

Merkmale:

- Bewegung zwischen 28 und 32 Minuten
- Tiefer Kniehub
- Vorpendeln des Unterschenkels mit dem Fuß in Flex-Stellung, bis die Ferse im Lot des Knies ist
- Absenken der Fußspitze auf Position Point (gestreckt)
- Dynamische Zugphase mit gestrecktem Bein, wobei die große Zehe in der Vorstellung einen Strich am Boden zieht
- Die Arme schwingen am Körper in einem 90-Grad-Winkel

Ziel:

- Optimierung der Lauftechnik (Kräftigung der Muskelgruppen des Unterschenkels)
- Dynamische Kräftigung der dorsalen Kette
- Statische Kräftigung der Rumpfmuskulatur

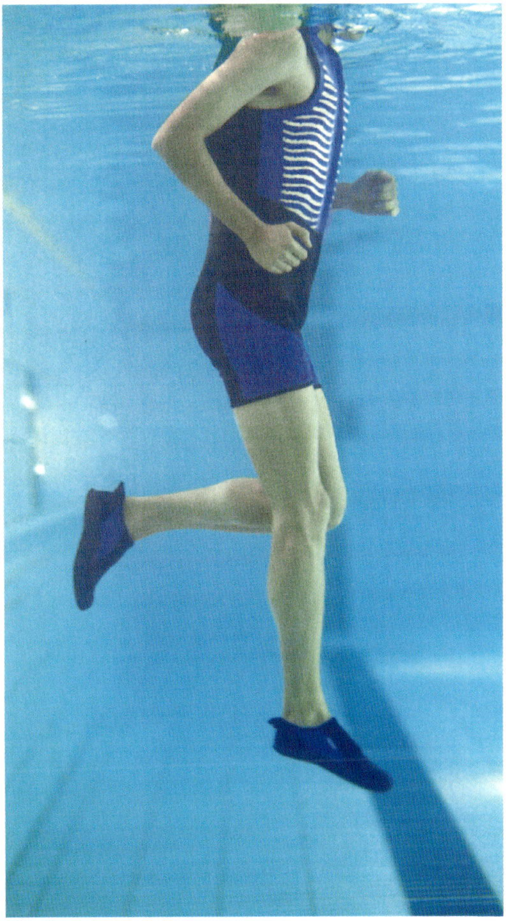

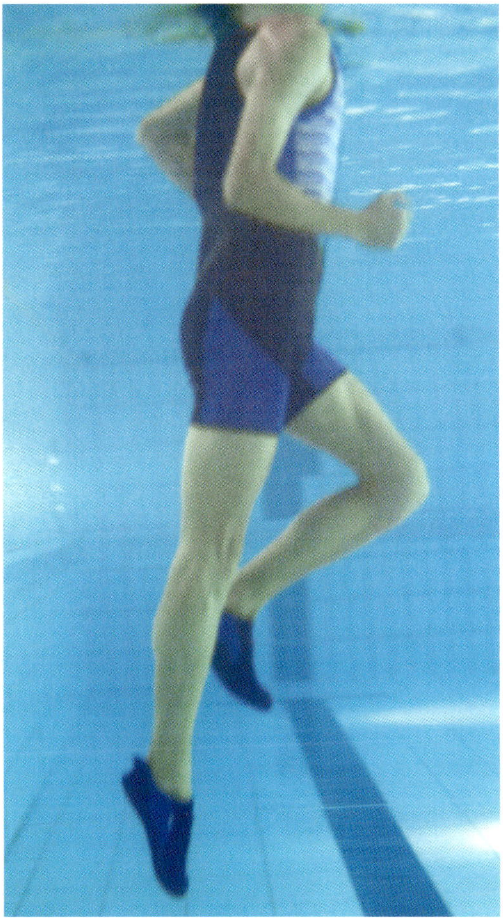

Einsatzbereich:

- In allen Intensitätsbereichen und Trainingsformen, insbesondere aber in der Intervallarbeit

Aqua-Fit® since 1984

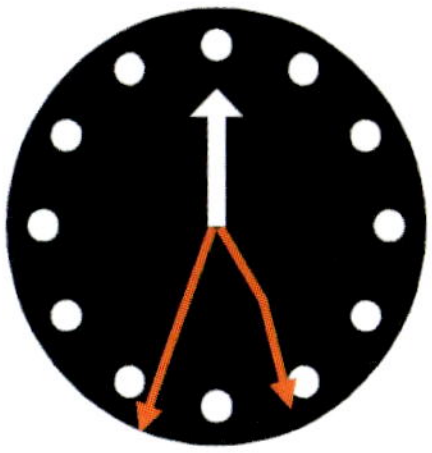

Asterix

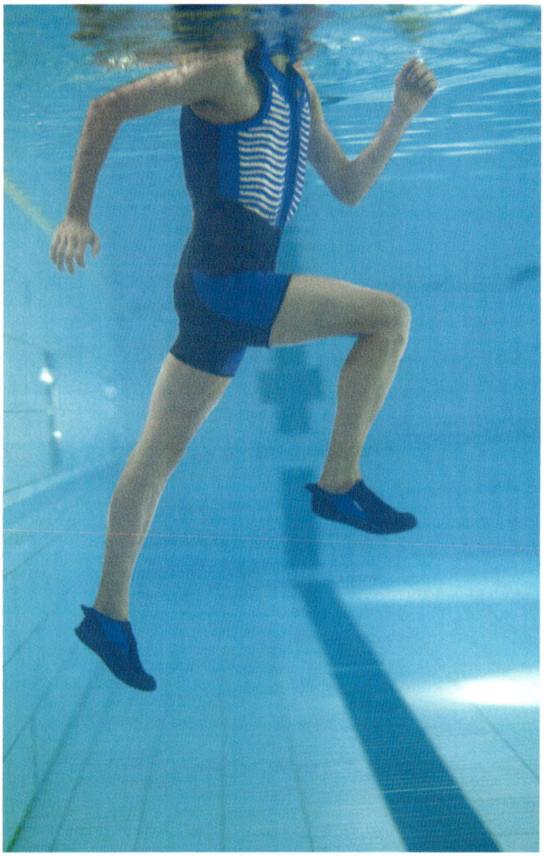

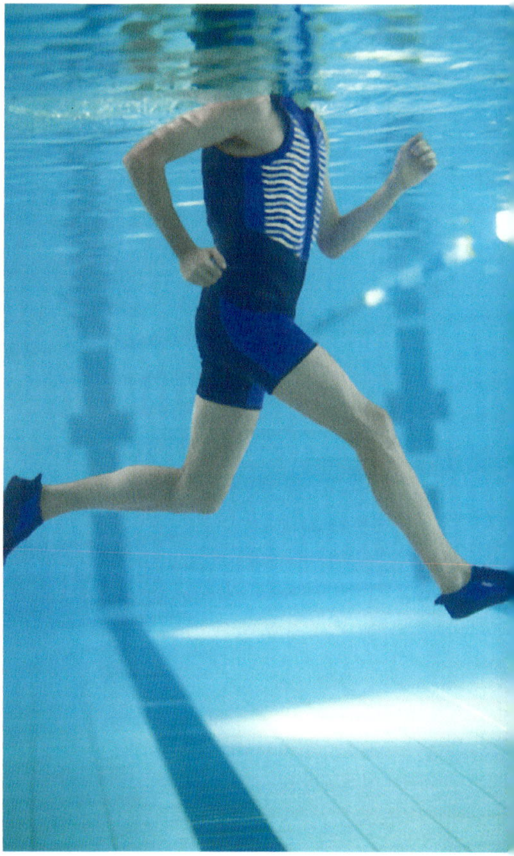

Merkmale:

- Bewegung zwischen 22 und 37 Minuten
- Hoher Kniehub
- Vorpendeln des Unterschenkels bis in die maximale Beinstreckung
- Absenken der Fußspitze auf Position Point (gestreckt)
- Dynamische Zugphase mit gestrecktem Bein bis zur vollständigen Hüftstreckung, wobei die große Zehe in der Vorstellung einen Strich am Boden zieht
- Die Arme schwingen am Körper in einem 90-Grad-Winkel

Ziel:

- Optimierung der Lauftechnik (Verbesserung der Schrittlänge)
- Dynamische Kräftigung der dorsalen Kette
- Verbesserung der Zugphase
- Statische Kräftigung der Rumpfmuskulatur

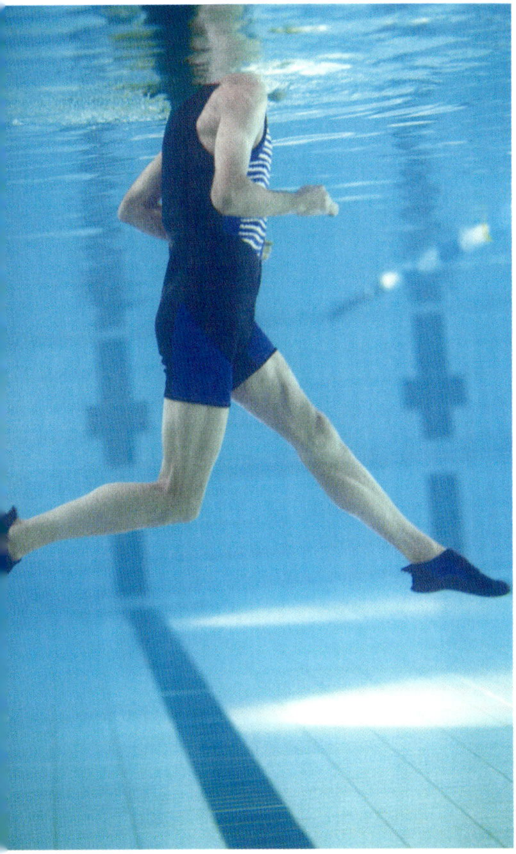

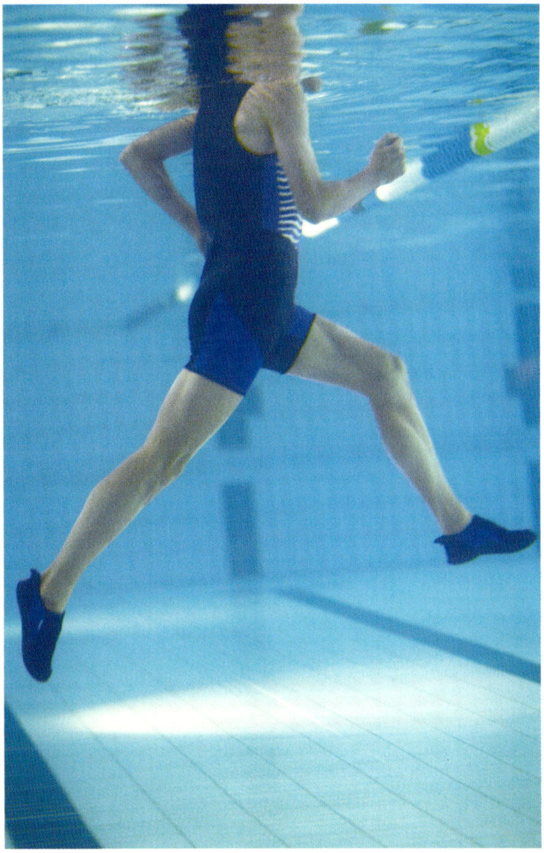

Einsatzbereich:

➤ In allen Intensitätsbereichen und Trainingsformen, insbesondere im Techniktraining

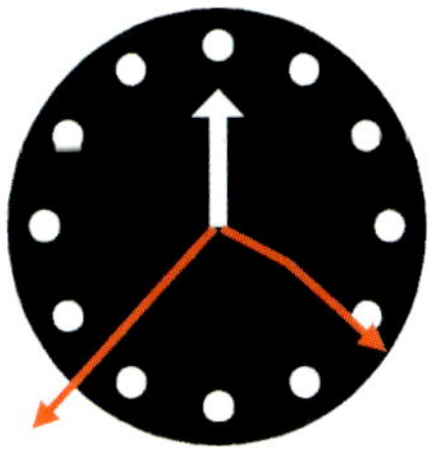

Überlanger Schritt

Ein hohes Knie am Ende der Flugphase ist entscheidend für einen raumgreifenden Schritt.

Skipping-Schritt

Der Skipping-Schritt kommt aus der Laufschule der Leichtathleten, dem Lauf-ABC. Leichtathleten trainieren auf einen raumgreifenden Schritt hin, den sie mit einem hohen Knie am Ende der Flugphase erreichen. Die große Herausforderung beim Skipping-Schritt besteht in der kräftigen Beinarbeit in Verbindung mit einer aufrechten Oberkörperhaltung.

Merkmale:

- Eckige Bewegung zwischen 16 und 31 Minuten
- Die Knie werden abwechselnd bis fast in die Horizontale angehoben (Knie auf 16 Minuten)
- Das andere Bein wird jeweils vollständig unter den Körperschwerpunkt gestreckt (Ferse auf 31 Minuten)
- Die Ferse beschreibt eine Diagonale
- Der Fuß ist stets in Position Flex
- Die Arme schwingen am Körper in einem 90-Grad-Winkel

Ziel:

- Dynamische Kräftigung der Hüftbeuge-, Gesäß- und Oberschenkelmuskulatur
- Statische Kräftigung der Rumpfmuskulatur
- Kraft für raumgreifenden Schritt an Land

Einsatzbereich:

- In allen Intensitätsbereichen und Trainingsformen, insbesondere aber in der Intervallarbeit

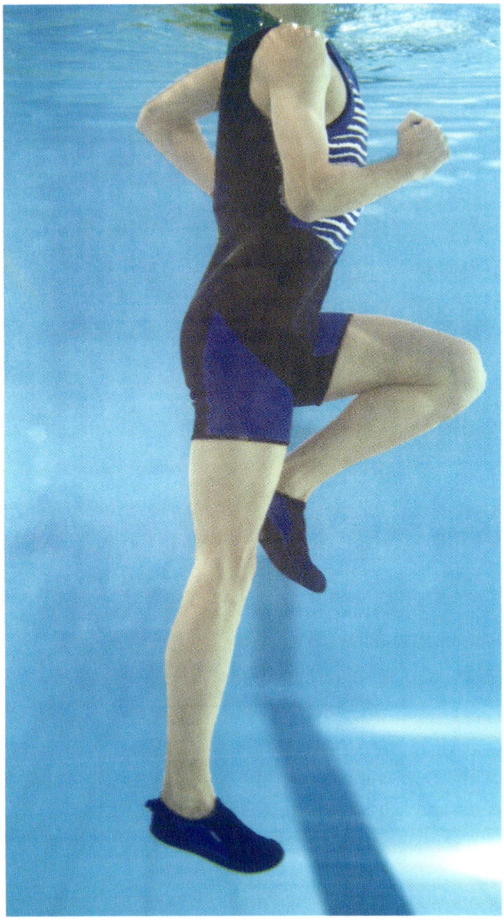

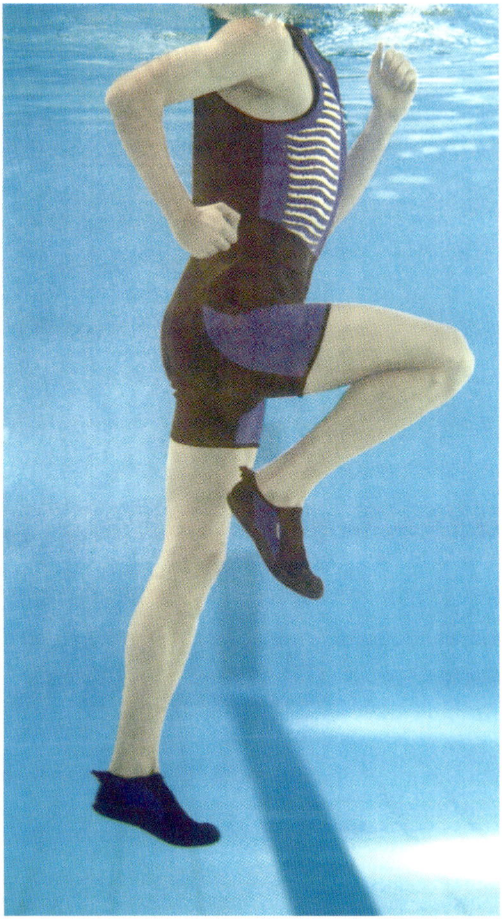

Aqua-Fit® by Ryffel Running since 1984

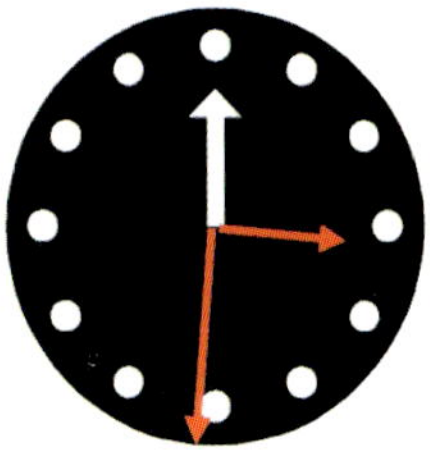

Skipping

Beim Walking-Schritt verbessern Sie die Kraft-Ausdauerleistungsfähigkeit der oberen Extremitäten durch gezielten Handstellungswechsel.

Walking-Schritt

Der Walking-Schritt ist eine kombinierte Arm-Bein-Arbeit und vergleichbar mit dem Diagonalschritt im Skilanglauf. Die Arme bestimmen die Taktgeschwindigkeit der Beine.

Merkmale:

- Bewegung zwischen 5 und 7 Uhr
- Arme und Beine sind während der ganzen Bewegung vollständig gestreckt. Strecken Sie den Oberschenkel, wenn Sie das Bein nach vorne führen
- Bei der Vorwärtsbewegung ist der Fuß in Position Flex, bei der Rückwärtsbewegung in Position Point
- Der Einsteiger schneidet das Wasser mit der Hand, der Fortgeschrittene schaufelt gegen den Wasserwiderstand
- Die Füße laufen wie auf Schienen, Beine vorne und hinten lang machen
- Die gestreckten Arme werden gegengleich zu den Beinen zu gleichen Anteilen (5 bis 7 Uhr) nach vorne und hinten geschwungen

Ziel:

- Verbesserung der Zugphase
- Komplexe Ganzkörperkräftigung durch Auffangen der Verdrehung (siehe Kasten)
- Dynamische Kräftigung der Schulter- und Rückenmuskulatur

Einsatzbereich:

- In allen Intensitätsbereichen und Trainingsformen

Verdrehung

Der Körper stabilisiert sich bei jeder Bewegung, indem er sich in sich selbst verdreht. So schwingt beispielsweise beim Marschieren der linke Arm nach vorne, wenn der rechte Fuß aufsetzt. Vergleichen können Sie dies mit einem Badetuch, das Sie auf der einen Seite im Uhrzeiger- und auf der anderen Seite im Gegenuhrzeigersinn drehen, bis es aufgedreht ist wie eine »Schnur«. Auf diese Weise stabilisiert sich der Mensch, ohne die nötige Mobilität zu verlieren.

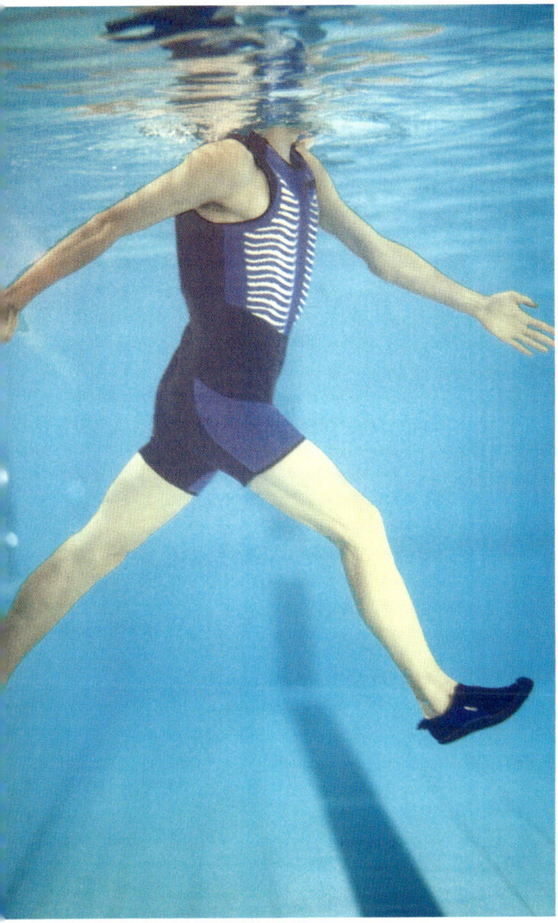

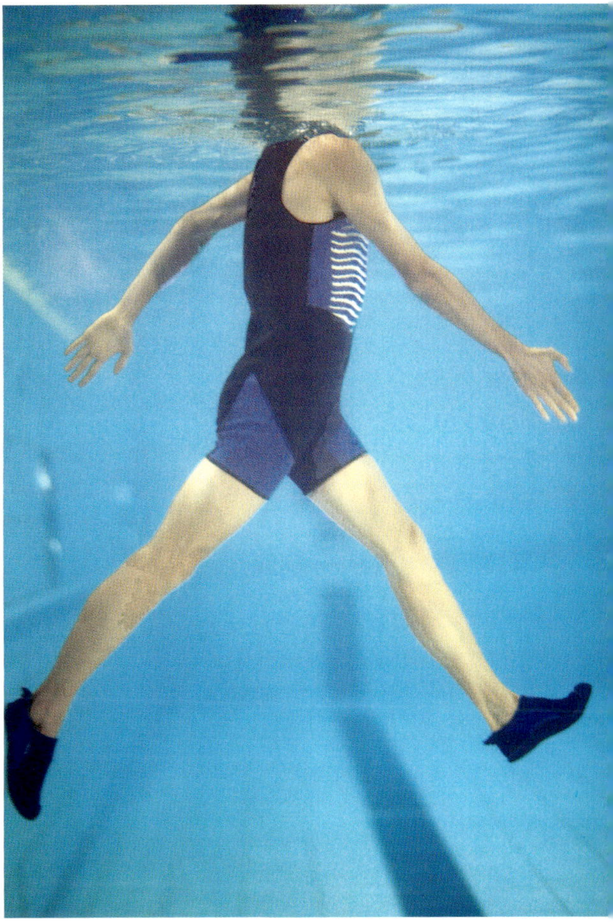

Aqua-Fit®
by Ryffel Running
since 1984

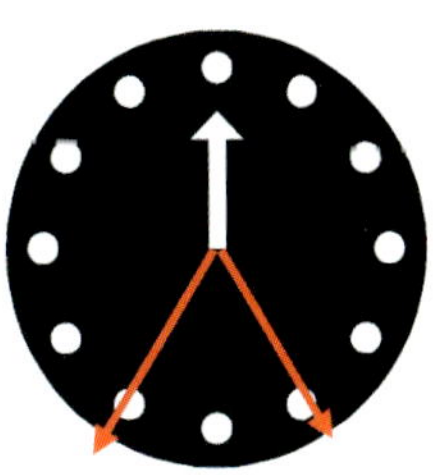

Walking

➤ Vorteile des Deep Water Running

- ➤ Verbesserung der Lauftechnik
- ➤ Trainieren der Zugphase, Kräftigung der gesamten dorsalen Kette
- ➤ Passive Strukturen (Gelenke, Knorpel, Bänder) werden geschont
- ➤ Trainingsumfang kann gesteigert werden, intensive Einheiten sind auch im Wasser möglich
- ➤ Massage-Effekt und Verkürzung der Regenerationszeit nach Training und Wettkampf

➤ Positive Nebeneffekte

- ➤ Verkürzung von verletzungsbedingten Trainingsunterbrechungen
- ➤ Ganzkörpertraining
- ➤ Saison- und witterungsunabhängig (Hallenbad), ideale Schlechtwetter-Trainingsvariante
- ➤ Hoher Kalorienverbrauch
- ➤ Auch für Nichtschwimmer geeignet

Zielgerichtete Bewegungen

Alle Bewegungsabläufe sollten beim Deep Water Running geradlinig ausgeführt werden; seitlich ausgerichtete Impulse (beispielsweise Rotationsbewegungen des Rumpfes und ausschweifende Armbewegungen) kosten zusätzlich Kraft, um die eingeschlagene Richtung beibehalten zu können. Versuchen Sie deshalb ökonomisch, der natürlichen Bewegungsform entsprechend zu trainieren und überflüssige Bewegungen zu vermeiden.

Aufrechte Kopfhaltung:
Die richtige Ausrichtung des Kopfes ist entscheidend für die gesamte Körperhaltung. Achten Sie demnach zuerst auf eine gerade und aufrechte, aber entspannte Haltung von Kopf und Halswirbelsäule. Richten Sie Ihren Blick nach vorne.

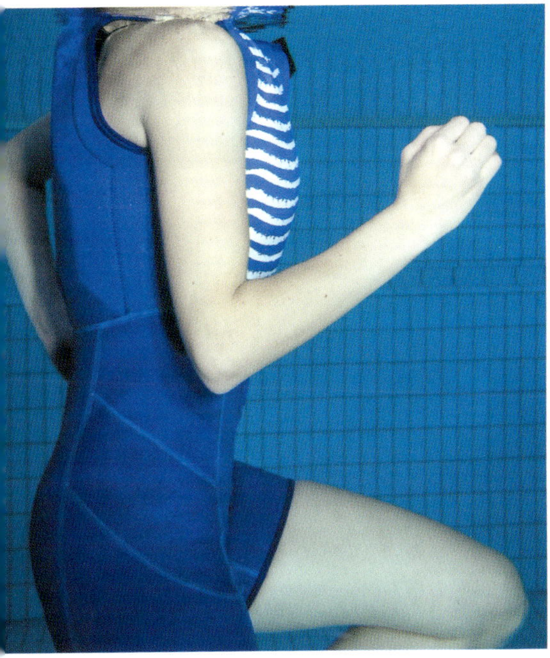

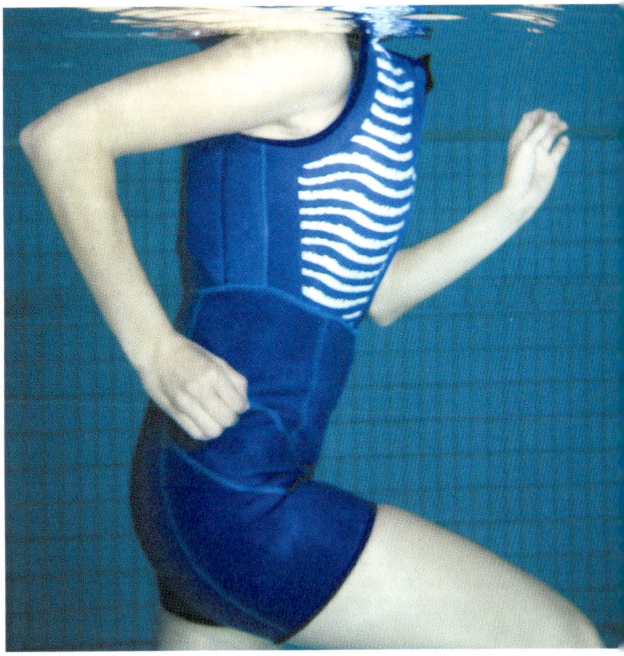

Aufrechte Rumpfhaltung:
Der Rumpf sollte gerade, die Wirbelsäule gestreckt sein. Auf diese Weise schaffen Sie mehr Platz für die Lungen, das Herz und die großen Blutgefäße – und der Rücken wird entlastet.

Korrekte Armführung:
Die Armbewegungen dienen der Balance und dem Ausgleich der Rotationsbewegungen des Rumpfes, ohne einen hohen Energieverbrauch zu verursachen. Drehpunkt ist eine horizontale Achse durch das Schultergelenk.

Fehler in der Technik

Mit einer guten Technik lässt sich der Energieverbrauch erhöhen.

Muskuläre Arbeit benötigt Energie.

Die Technik beim Deep Water Running ist, bedingt durch den fehlenden Bodenkontakt und das damit offene System, sehr anspruchsvoll. Umso wichtiger ist das regelmäßige Techniktraining, denn nur wenn die Technik bei den einzelnen Bewegungen in der physiologisch korrekten Position durchgeführt wird, treten die vielen positiven Wirkungen auch wirklich ein. Die hauptsächlichen Fehler sind die Vorlage, die zu starke Spannung in der Muskelkette der Beuger und das Ausführen der Bewegung vor dem Körperschwerpunkt.

Das *Aqua-Fit*-Training muss eine gewisse Dauer und Intensität aufweisen und mit der richtigen Technik in der korrekten Position durchgeführt werden. Nur auf diese Weise kann sich letztendlich der gewünscht hohe Energieverbrauch während der Trainingseinheit einstellen, da zahlreiche Muskeln an den einzelnen Bewegungen beteiligt sind. Darüber hinaus schützen wir unseren Körper durch erhöhten Energieverbrauch automatisch vor Auskühlung im kalten Wasser.

Ein äußerst wichtiger Aspekt des täglichen Energieverbrauchs des Körpers ist der so genannte *Grundumsatz*, der Energiebedarf, den Ihr Körper bereits ohne körperliche Aktivität benötigt.

Der Grundumsatz wird durch regelmäßige körperliche Aktivität gesteigert – ein für die Gewichtskontrolle entscheidender Faktor: Der Körper verbrennt Kalorien demnach nicht nur während der körperlichen Aktivität, sondern noch einige Stunden nach Beendigung des Trainings.

Aktivität	Pro Kilogramm Körpergewicht (in einer Stunde)		Bei 60 Kg Körpergewicht (in einer Stunde)	
	kcal	kJ	Kcal	kJ
Aqua-Fit	13,00	54,6	780	3276
Velofahren 30 km/h	12,00	50,4	720	3024
Laufen 12 km/h	10,80	45,4	648	2724
Schwimmen 50 m/Min.	10,72	45,0	643	2700
Sitzen	1,04	4,4	62	264
Schlafen	0,93	3,9	56	234

Quelle: Wet Vest International

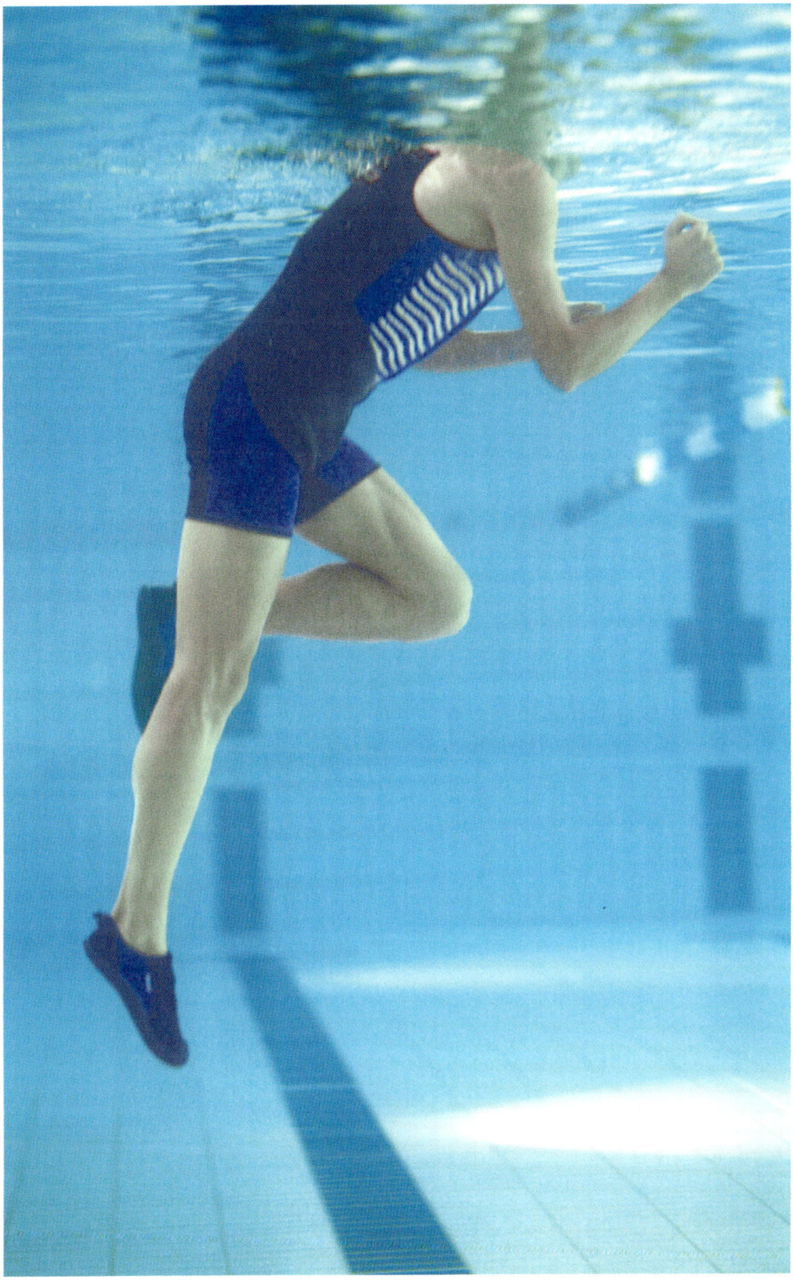

Körpervorlage

Nachteile:

- Rumpfmuskulatur arbeitet kaum mit
- Mangelhafte Kräftigung der dorsalen Kette

Überspannte Beugermuskelkette

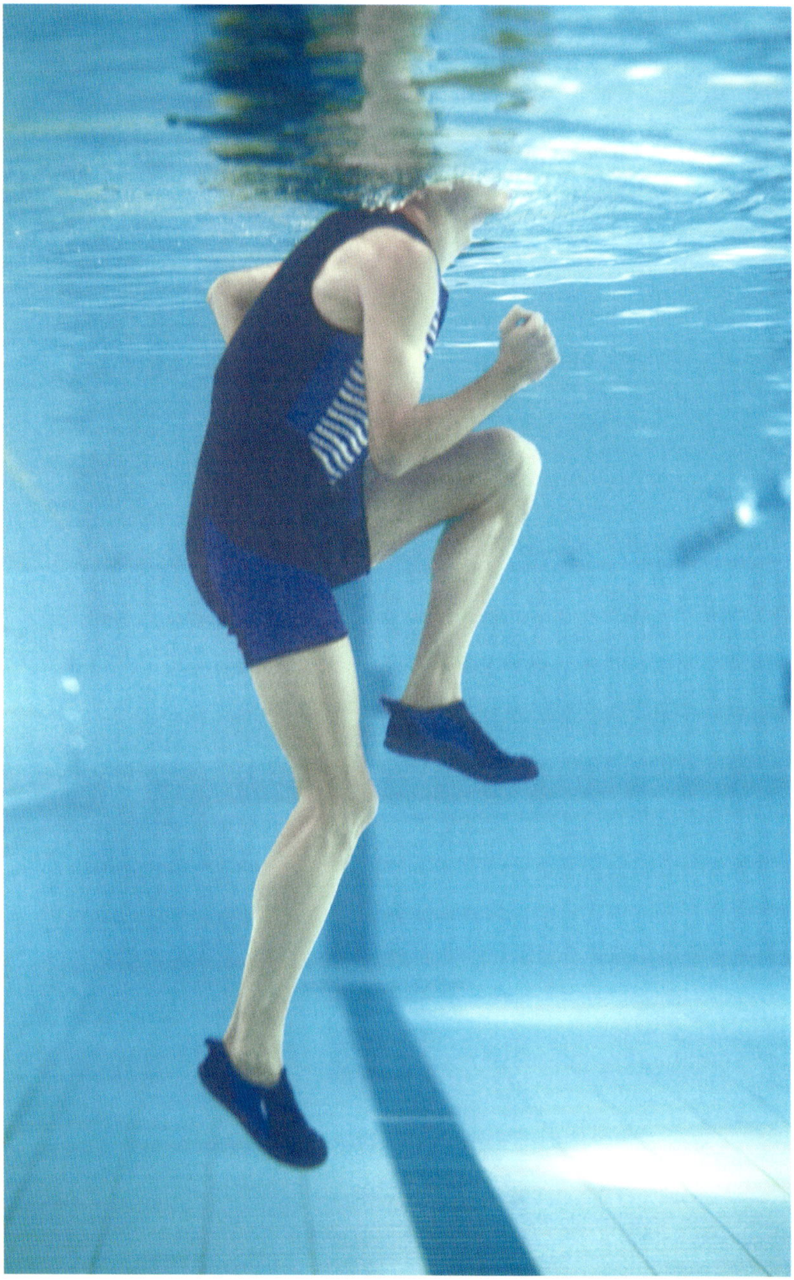

Nachteile:

- Mangelhafte Kräftigung der dorsalen Kette
- Zwerchfellatmung ist eingeschränkt
- Mangelhaftes Gleichgewicht zwischen Bauch- und Rückenstreckmuskulatur

Sitzhaltung

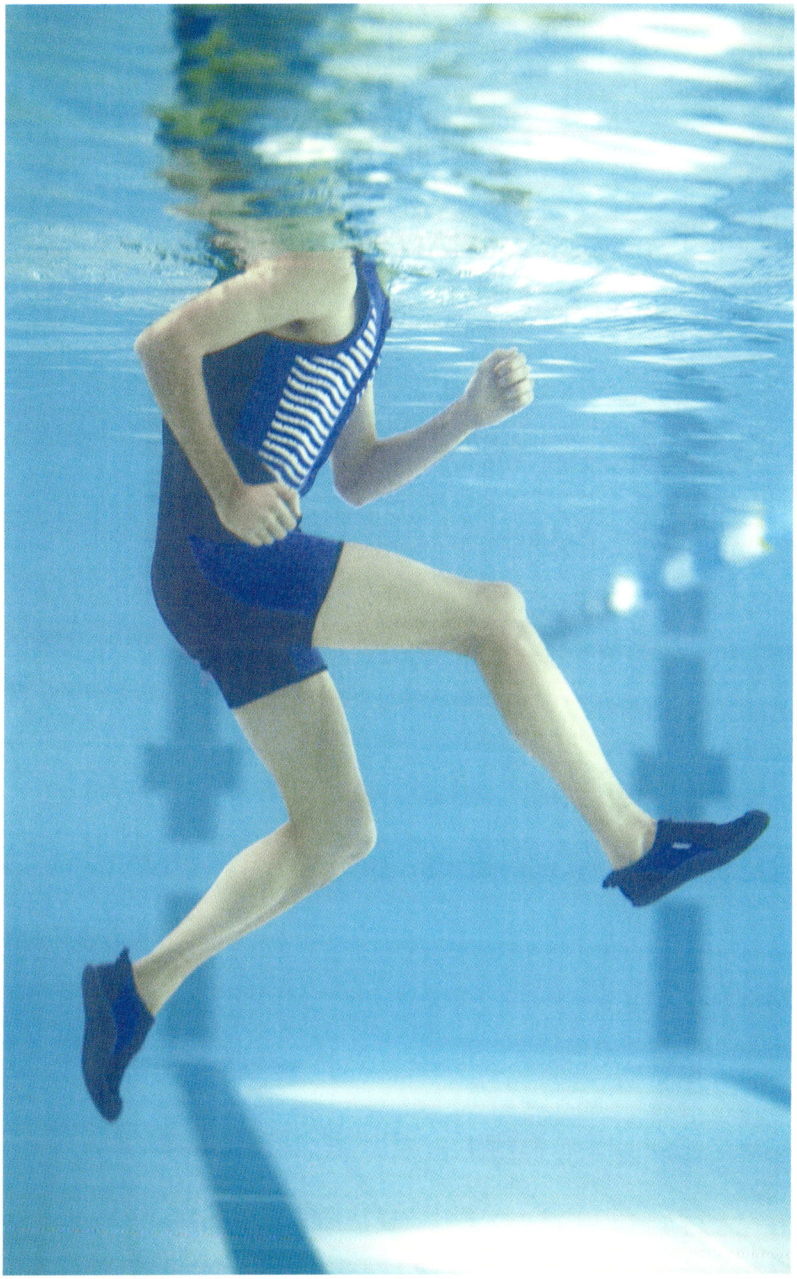

Nachteile:

- Mangelhafte Kräftigung der dorsalen Kette
- Mangelhaftes Gleichgewicht zwischen Bauch- und Rückenstreckmuskulatur

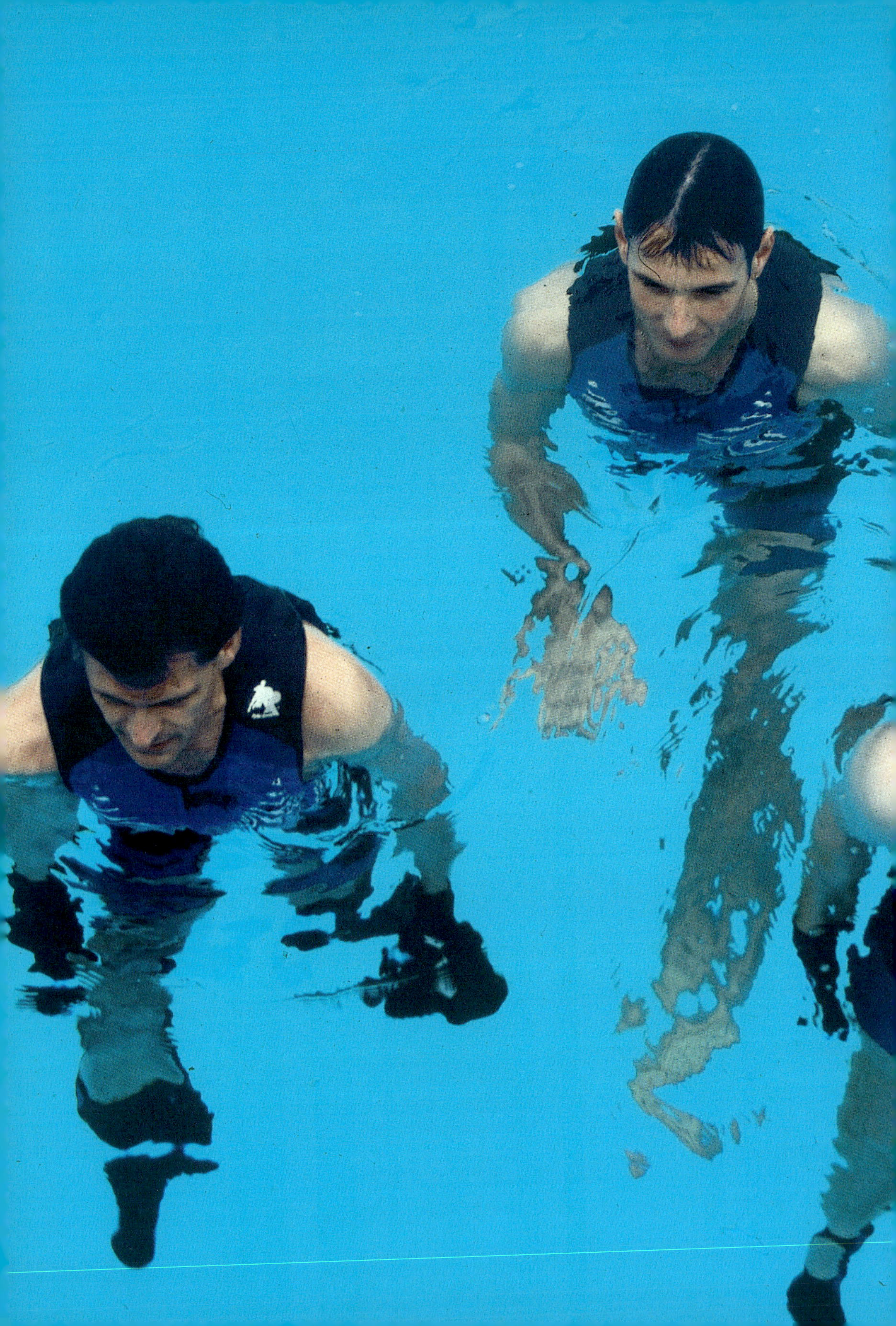

Trainingsformen im Wasser

Die Schrittformen, die Sie im Wasser machen können, kennen Sie nun, jetzt fehlen nur noch geeignete Trainingsformen. Im Prinzip können Sie jede Trainingsform, die Sie vom Land her kennen, ins Wasser verlegen. Hier stellen wir Ihnen die drei bekanntesten Methoden vor und sagen Ihnen, wann Sie welche am besten einsetzen.

Dauermethode

Die Dauermethode bildet die grundlegende Trainingsform. Mit ihr wird die Grundlagenausdauer entwickelt, die die Basisvoraussetzung zur Steigerung der sportlichen Leistungsfähigkeit ist. Charakteristisch für die Dauermethode ist die Gleichförmigkeit. Die Intensität ist leicht bis mittel und auf dem gleichen Niveau. Sie sollten stets immer in der Lage sein, ganze Sätze am Stück auszusprechen und durch die Nase zu atmen.

Die Dauermethode verfolgt folgende Ziele:

- Ökonomisierung des Herz-Kreislauf-Systems
- Verbesserung der Grundlagenausdauer
- Optimierung des Fettstoffwechsels
- Verbesserung der aeroben Kapazität
- Optimierung der Regeneration

Beispiel: 30 Minuten mit gleicher Intensität und stetem Wechsel der Schrittformen.

Die Dauermethode erhöht die physische Leistungsfähigkeit.

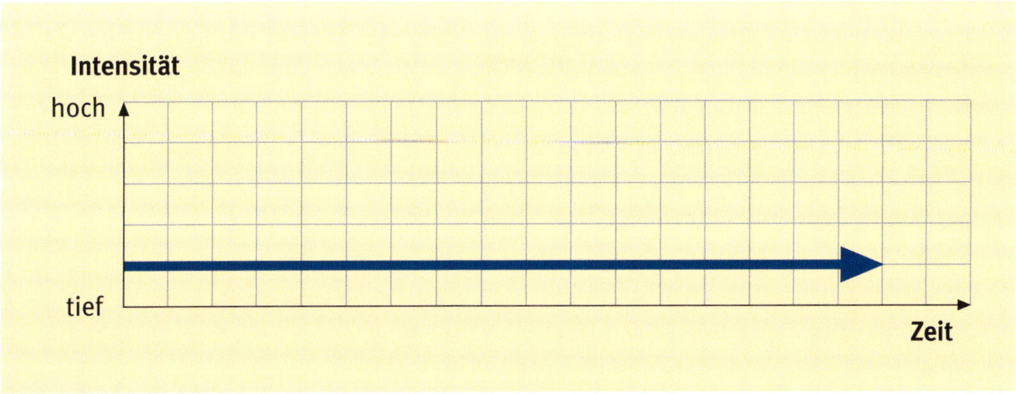

Die Atmung

Die Atmung funktioniert autonom. Atemfrequenz und Atemzugvolumen stellen sich unter allen Belastungsbedingungen automatisch optimal aufeinander ein. Der Atemrhythmus richtet sich nach dem Sauerstoffbedarf. Je höher die Intensität, desto intensiver die Atmung. Als beste Atemtechnik eignet sich – gleich wie beim Laufen an Land – die kombinierte Mund-Nasen-Atmung, um möglichst viel frische Luft ein- und möglichst viel verbrauchte Luft ausatmen zu können. Dem Anfänger und Wasserungewohnten dient der Atem-Schritt-Rhythmus zur richtigen Einschätzung der Laufintensität. Beispiele beim Dauerlauf-Schritt:

4:4 Atem-Schritt-Rhythmus bedeutet, während der ersten vier Schritte einzuatmen und während der folgenden vier Schritte auszuatmen
3:3 Leichte bis mittlere Intensität
2:2 Hohe Intensität
1:1 Maximale Intensität

Fahrtspiel

Das Fahrtspiel baut auf der Dauermethode auf. Charakteristisch sind die unregelmäßigen Wechsel der Intensität und die unterschiedliche Dauer der einzelnen Belastungen und Pausen. Es ist ein wahres Spiel mit dem Tempo und der Intensität – von ganz leichter über mittlere bis hin zu ganz hoher Intensität. Hier gibt es Momente, in denen Sie nur noch zwei bis drei Worte am Stück sprechen können, und noch höhere Intensitäten, während derer das Sprechen schwer fällt.

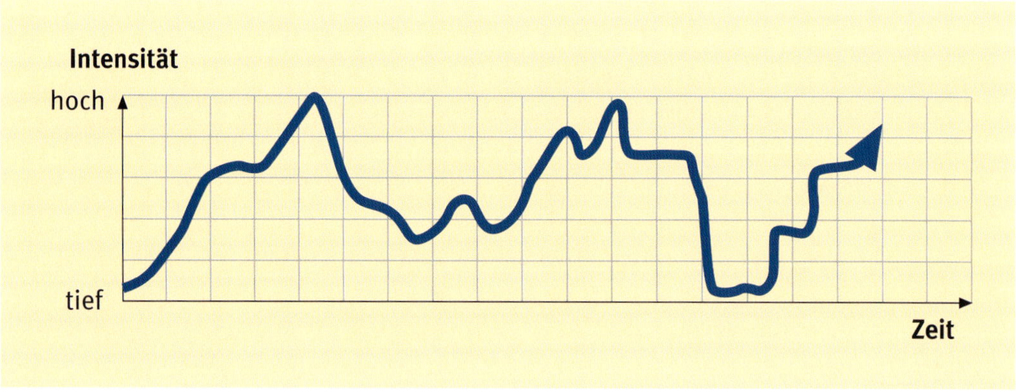

Das Fahrtspiel verfolgt folgende Ziele:

- Verbesserung der aeroben und anaeroben Kapazität und Leistungsfähigkeit
- Erhöhung der Belastungstoleranz bei variierender Beanspruchung des Organismus
- Verbesserung der kurzfristigen Erholungsfähigkeit
- Optimierung der Umstellungs- und Anpassungsfähigkeit an wechselnde Belastungen

Beispiel: 2 Minuten mit einem Tempo, das Sie höchstens eine halbe Stunde laufen könnten, danach 30 Sekunden mit einem Tempo, das Sie zehn Minuten durchhalten könnten. Anschließend 1 Minute mit einem ruhigen Rhythmus, ehe Sie wieder 1 Minute mit einer mittleren Intensität laufen, die Sie eine Stunde durchhalten könnten usw. Nehmen Sie bei jedem Belastungswechsel einen anderen Schritt.

Intervallmethode

Die Intervallmethode ist die Trainingsform der hohen und höchsten Intensität. Charakteristisch sind die mehr oder weniger systematischen Wechsel von Belastung und Erholung. Die Erholungsphasen lassen jedoch nur eine unvollständige Erholung zu. Die Pausen werden aktiv gestaltet. Grundsätzlich werden zwei Varianten unterschieden: die extensive und die intensive Intervallmethode. Während bei der extensiven im Schwellenbereich belastet wird, ist die intensive Variante eine überschwellige und dementsprechend anaerobe Angelegenheit.

Die Intervallmethode verfolgt folgende Ziele:

- Optimierung der aeroben Leistungsfähigkeit (➤ wie schnell Sie aerob laufen können) und Kapazität (➤ wie lange Sie aerob laufen können)
- Erhöhung der anaeroben Schwelle
- Entwicklung/Optimierung der Kraft-Ausdauer-Fähigkeiten
- Entwicklung der anaeroben Kapazität

➤ Anaerobe Schwelle

Bei der anaeroben Schwelle handelt es sich um den Bereich, bei welchem für die gewünschte Leistung zunehmend auch der anaerobe Abbau des Glykogens angekurbelt wird. Dennoch kann gerade noch das Gleichgewicht zwischen Milchsäureproduktion (Laktatproduktion) durch die arbeitende Muskulatur und Milchsäureabbau (Laktatelimination) aufrechterhalten werden. Die anaerobe Schwelle entspricht also dem höchstmöglichen Laktat-Steady-State.

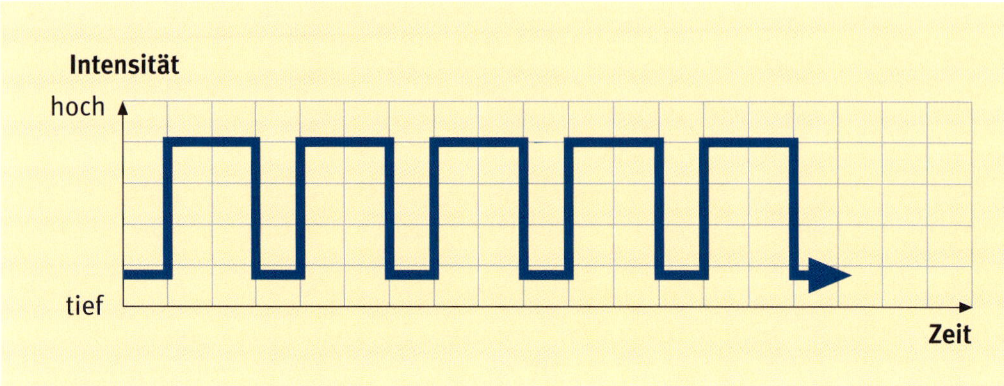

Integrieren Sie in jeder der ersten 10 Lektionen einen Technikblock.

➤ Verbesserung der Laktattoleranz und Laktateliminationsfähigkeit

Beispiel: 5 mal 3 Minuten mit einem Tempo, das Sie höchstens eine halbe Stunde laufen könnten. In der Schrittwahl sind Sie frei. Führen Sie aber möglichst das Dauerlauf-Schrittmuster mit unterschiedlichen Amplituden durch: mal klein und schnell im Asterix-Schritt, mal groß und verhältnismäßig langsam mit dem überlangen Schritt und dazwischen ganz normal mit dem Dauerlauf-Schritt. Die Pause von 1 Minute Dauer gestalten Sie aktiv mit ganz ruhigen Dauerlauf-Schritten.

Welche Trainingsform für wen?

Gesundheitssportler sollten mit Trainingsformen der aeroben Ausdauer (also mit der Dauermethode) beginnen. Speziell ist auf eine gleichmäßige Herz-Kreislauf-Belastung zu achten.
Erst wenn ein gewisser Trainingszustand erreicht ist – in der Regel nach drei bis vier Wochen –, können auch gemischte Formen der aerob-anaeroben Ausdauer (Intervall und Fahrtspiele) trainiert werden. Dazu zählen auch alltägliche Bewegungseinheiten wie Treppensteigen, Gartenarbeit oder Fahrradfahren. Streben Sie nach Regelmäßigkeit, denn »steter Tropfen höhlt den Stein«.
Ihre Gesundheit verbessert und stabilisiert sich signifikant und dauerhaft bei zwei bis drei Ausdauertrainings pro Woche.
Ambitionierte Hobby- und Leistungssportler können ihre Trainingsformen vom ersten Tag an 1:1 ins Wasser verlegen. Es ist aber in jedem Fall sinnvoll, der Technikschulung große Bedeutung beizumessen.

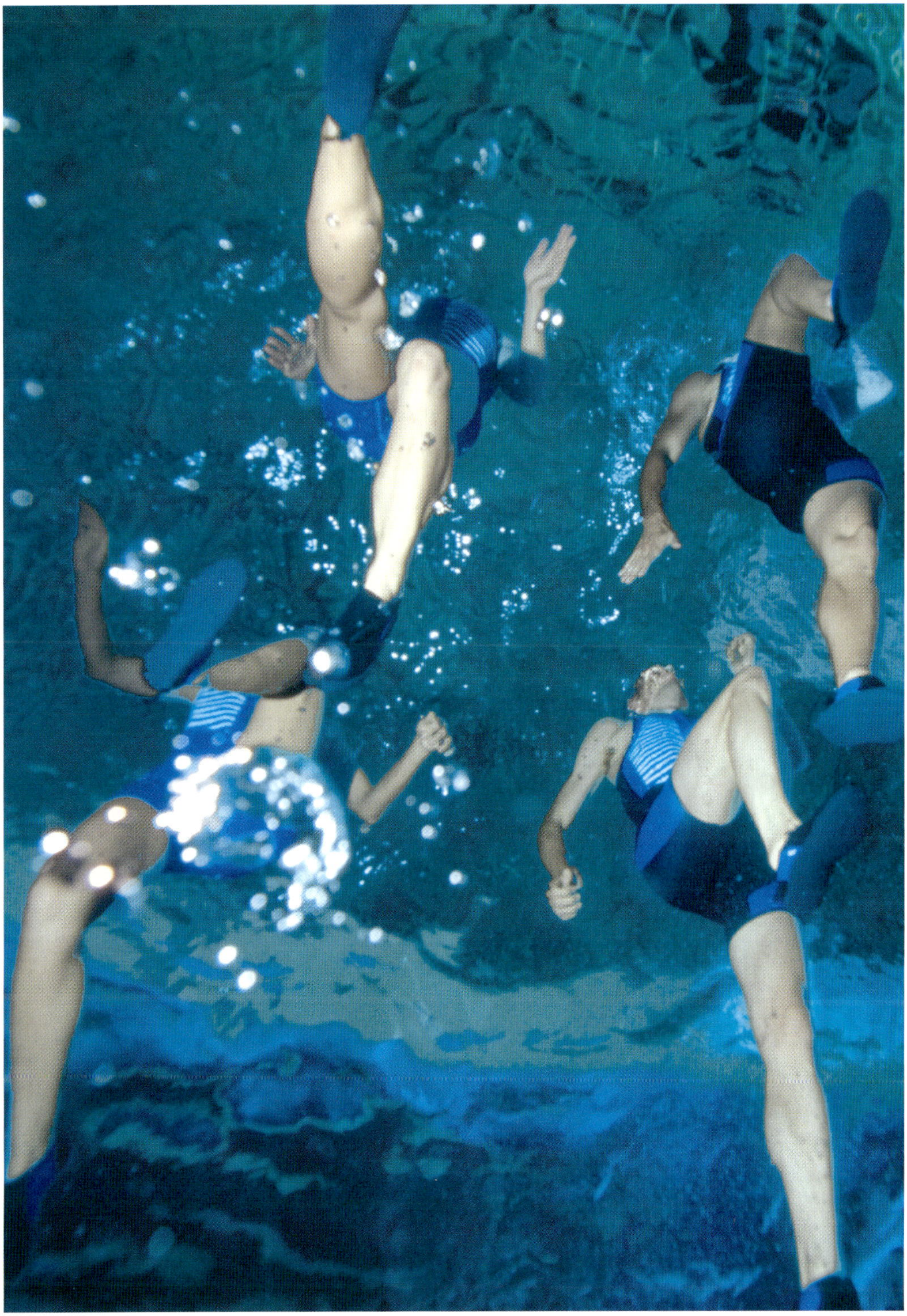

Special: Beispiel einer *Aqua-Fit*-Trainingseinheit

Die genaue Beschreibung der Schritte und Übungen finden Sie auf den Seiten 37–57 und 60–71.

Aufwärmen (5 Minuten)

Laufen Sie mit dem Skipping-Schritt eine halbe Bahnlänge, führen Sie dann vier Bauchrollen durch. Laufen Sie weiter mit dem Dauerlauf-Schritt bis ans Ende des Beckens, dort führen Sie vier Seitwärtsrollen durch. Laufen Sie die Hälfte der Bahn wieder zurück mit dem Walking-Schritt und führen Sie 20 Sekunden die Nadel aus. Bis ans Ende des Beckens marschieren Sie dann jeweils 10 Schritte mit einem Schritt, bevor Sie zum nächsten wechseln.

Wassergymnastik (15 Minuten)

Führen Sie folgende Übungen im Stil eines Circuittrainings jeweils 40 Sekunden aus mit einer Intensität, die Sie fünf Minuten durchhalten könnten. Nach jeder einzelnen Übung machen Sie eine gleich lange aktive Pause, die Sie mit dem Dauerlauf-Schritt verbringen. Achten Sie dabei auf die aufrechte Oberkörperposition und die Zugphase zwischen 5 und 7 Uhr. Diese Sequenz wiederholen Sie dreimal.
Scheren
Bauchrolle
Seitwärts-Sprünge
Albatros

Deep Water Running (30 Minuten)

Laufen Sie zuerst 10 Minuten mit einer ruhigen Intensität mit ständigem Wechsel der Schrittform. Konzentrieren Sie sich jeweils während einer halben Länge bei jeder Schrittform auf ein Bewegungselement: Scheinwerfer, großer Abstand zwischen Bauchnabel und Brustbein, Blick geradeaus, Bewegung unter dem Körperschwerpunkt, korrekter Kniehub, Fußstellungswechsel etc. Starten Sie dann ein Intervalltraining, eine Pyramide. Die Belastungen laufen Sie stets mit einer Intensität, die Sie fünf bis zehn Minuten durchhalten könnten. Die Pausen hingegen laufen Sie ganz ruhig mit jeweils einer Schrittform, mit der Sie sich maximal erholen.

Belastung: 30 Sekunden mit dem Skipping-Schritt
Pause: 15 Sekunden mit einer Schrittform freier Wahl
Belastung: 1 Minute mit dem Asterix-Schritt
Pause: 30 Sekunden mit einer Schrittform freier Wahl

Belastung: 2 Minuten abwechselnd mit dem Walking- und Skipping-Schritt
Pause: 1 Minute mit einer Schrittform freier Wahl
Belastung: 4 Minuten abwechselnd mit allen Schrittformen. Versuchen Sie aber möglichst viel Zeit mit dem Dauerlauf-Schritt zu laufen
Pause: 2 Minuten abwechselnd Rückencrawl und Dauerlauf-Schritt
Belastung: Laufen Sie gedanklich 2 Minuten an Land, zum Beispiel auf einer Ihrer Trainingsstrecken, und passen Sie die Schrittform an das Gelände an. Zum Beispiel schnelle, kleine Schritte für Steigungen, große, raumgreifende Schritte für flache oder abfallende Passagen
Pause: 1 Minute mit einer Schrittform freier Wahl
Belastung: 1 Minute abwechselnd mit dem Dauerlauf- und Walking-Schritt
Pause: 30 Sekunden mit einer Schrittform freier Wahl
Belastung: 30 Sekunden mit dem Asterix-Schritt

Laufen Sie nun noch 5 Minuten ruhig weiter. Wechseln Sie sporadisch die Schrittform. Nach 2 Minuten führen Sie einen Steigerungslauf durch. Dieser dauert 15 Sekunden, beginnt mit ruhigem Schritt, der immer gleich groß bleibt, aber immer schneller wird bis hin zum Sprint. Laufen Sie danach 45 Sekunden ganz ruhig weiter, bis Sie zum zweiten Mal das Tempo nach demselben Muster steigern. Dies machen Sie insgesamt dreimal.

Auslaufen und Entspannen (10 Minuten)

Schalten Sie mit dem Dauerlauf-Schritt nochmals einen Gang zurück. Laufen Sie ohne jegliche Dynamik im Schritt durchs Schwimmbecken und führen Sie sanft die Nadel, die große Schere, das Überkreuzen auf dem Rücken, die Wiege und die Bauch- und Seitwärtsrolle während jeweils 20 bis 30 Sekunden durch. Zwischen den einzelnen Übungen laufen Sie jeweils mit einer anderen Schrittform eine Minute weiter. Diese Bewegungen sollen lösenden, mobilisierenden Charakter haben. Legen Sie sich zum Abschluss entspannt aufs Wasser und genießen Sie das Gefühl der Schwerelosigkeit.

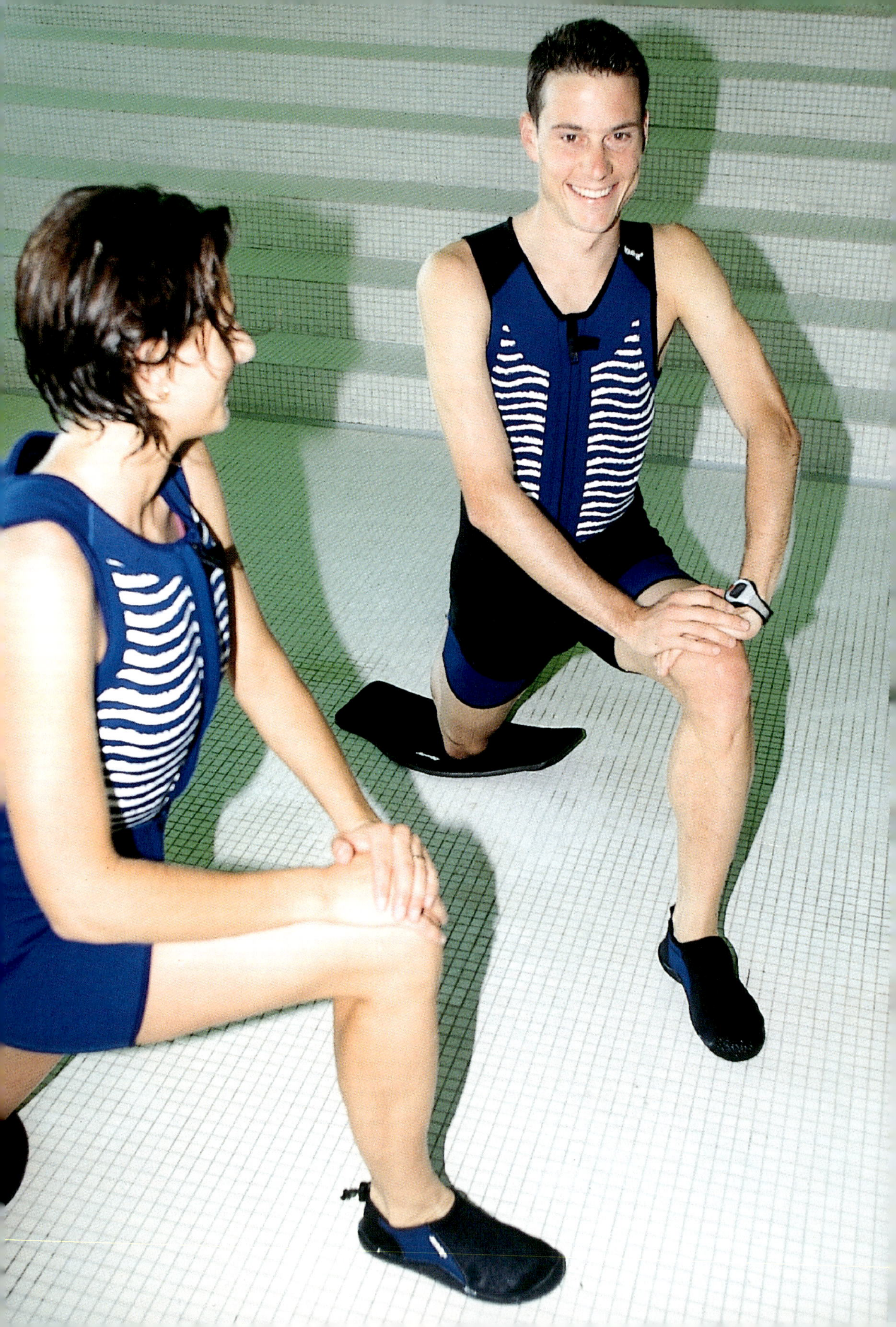

Das *Aqua-Fit*-Training abwechslungsreich gestalten

Es gibt zahlreiche Möglichkeiten, die Schritte und Übungen zusammenzustellen. Zudem kann der Einsatz von Musik Ihrem Training eine ganz neue Note geben. Es gibt spezielle Hüllen für Discman oder MP3-Player, so dass Sie die Geräte bedenkenlos mit ins Wasser nehmen können.

Die vier Teile einer *Aqua-Fit*-Trainingseinheit wurden schon genannt:

1. Aufwärmen
2. Wassergymnastik
3. Deep Water Running
4. Auslaufen und Entspannen

Die Reihenfolge und die Dauer der einzelnen Sequenzen basiert auf trainingswissenschaftlichen Erkenntnissen und ist vorgegeben. Sie haben jedoch die Möglichkeit, die Dauer der Übungen und die Intensität individuell zu gestalten. In der Folge werden für jeden Teil einige Ideen vorgestellt.

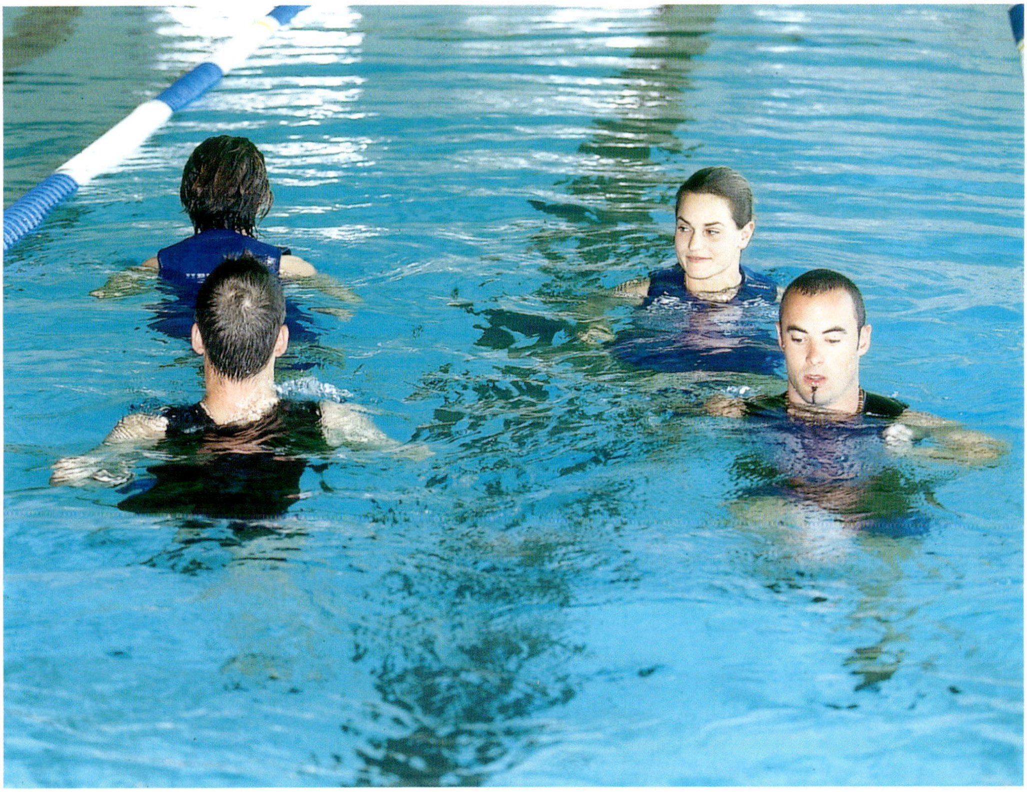

Erster Teil: Aufwärmen

Mit dem Aufwärmen transportieren wir das Blut in die arbeitende Muskulatur und bereiten den Körper auf Leistung vor. Nehmen Sie sich 5 bis 10 Minuten Zeit dafür.

In den verschiedenen Ebenen bewegen	Mit dem Dauerlauf-Schritt loslaufen. Nach ein paar Schritten machen Sie einige Bauchrollen, Seitwärtsrollen oder die Seerose. In einer zweiten Phase können die Übungen auch mit geschlossenen Augen durchgeführt werden.
Arme und Beine koordinieren	Skipping-Schritte bilden die Basis. Dazu werden die Armbewegungen Armzug, Albatros und Diagonale kombiniert. Gestartet wird mit dem Skipping-Schritt und dem Armzug, nach einer Minute wechselt die Armbewegung. Nach einem Durchgang wird das Ganze erschwert, indem die Armbewegung gegengleich ausgeführt wird. So drückt beispielsweise beim Albatros der eine Arm nach unten, während der andere nach oben geführt wird.
Auf dem Schwimmbrett balancieren	Versuchen Sie auf dem Schwimmbrett zu sitzen, zu knien oder zu stehen. Alle drei Formen können erschwert werden, indem die Augen geschlossen werden. Das Stehen wird zudem schwieriger, wenn nur auf einem Bein gestanden oder das Standbein gewechselt wird. Sie können auch versuchen, auf zwei Brettern zu stehen oder man führt die einzelnen Laufschritte mit je einem Brett unter dem Fuß durch.

Im Raum laufen	Sie laufen von der Mitte aus mit dem Dauerlauf-Schritt in eine Ecke, nachdem Sie sie berührt haben, kehren Sie mit einem anderen Schritt zurück in die Mitte, wo Sie die Seerose zweimal im und zweimal gegen den Uhrzeigersinn ausführen. Dann wird die nächste Ecke angesteuert. Die Übung in der Mitte kann entweder bei jeder Rückkehr zur Mitte oder als Ganzes variiert werden. Geeignet sind die Bauchrolle, die Seitwärtsrolle, Velofahren im Kreis, Seitwärts-Sprünge sowie vieles andere mehr.
Den Musikbögen folgen	Die Teilnehmer laufen mit einem der Musik angepassten Schritt. Auf jeden Musikbogen (im Normalfall nach 32 Beats im Musikstück) wird die Richtung gewechselt. In einer zweiten Phase wechseln die Teilnehmer neben der Richtung auch noch die Schrittform.
Mit dem Ball spielen	Eine Vielzahl von Wassergymnastik-Übungen lässt sich mit einem Ball wie beispielsweise einem Tischtennisball durchführen. Neue Bewegungen sind möglich und werden durch den Ball erst recht zur Herausforderung. Hier eine Auswahl an Übungen: ➤ Den Ball laufend vor sich herschieben ➤ Den Ball in sitzender Position mit den Füßen vor sich herschieben ➤ Den Ball zwischen den Füßen einklemmen und in sitzender Position mit Armzügen rückwärts bewegen ➤ Den Ball mit den Füßen runterdrücken und hochspringen lassen ➤ Bauchrolle, Seitwärtsrolle oder Seerose mit dem zwischen den Füßen oder Knien eingeklemmten Ball ➤ Ball mit gestreckten Armen um den Körper führen

Zweiter Teil: Wassergymnastik

In der Wassergymnastik unterscheiden wir zwei Intensitäten, mit denen wir gezielt kräftigen. Am sinnvollsten starten Sie mit der ersten Variante und wechseln nach drei bis vier Wochen auf die zweite Variante. Führen Sie die Bewegungen jeweils nur wenige Sekunden durch, sind Sie im Bereich der Koordination gefordert.

1. Variante	Ziel: schwere Einkaufstasche nach Hause tragen können, lokale aerobe Ausdauer Übungsdauer: 60–90 Sekunden Die einzelne Übung könnte theoretisch über einen Zeitraum von 30 Minuten durchgehalten werden. Sie reihen Übung an Übung. Alle 5 Minuten wird eine aktive Pause mit dem Dauerlauf-Schritt eingelegt.
2. Variante	Ziel: den übervollen Reisekoffer durch den Bahnhof tragen, Kraftausdauer Übungsdauer: 30–60 Sekunden Die Intensität der Übungen ist deutlich höher: Sie könnten die einzelne Übung etwa fünf Minuten durchhalten. Sie führen im Stil eines Circuittrainings eine Übung aus und machen anschließend eine ebenso lange aktive Pause mit Dauerlauf-Schritten oder anderen Wassergymnastik-Übungen. Im Fall von Beschwerden kann die Belastungs- und Pausendauer auch auf 20 Sekunden verkürzt werden.

Beispiele für Übungsfolgen

Die folgenden Übungsfolgen haben sich als sinnvollen Aufbau erwiesen. Je nach Intensität werden ein bis vier Durchgänge gemacht oder aktive Pausen zwischen die Übungen eingebaut.

Eine Übung pro Muskelgruppe	Nehmen Sie jeweils eine Übung aus den vier Gruppen »dorsale Muskelkette«, »Rumpf«, »Oberschenkel« und »Schultergürtel«. Führen Sie diese nacheinander durch. Beispielsweise: ➤ Scheren, Bauchrolle, Seitwärts-Sprünge, Albatros ➤ Große Schere, Seerose, Kicken, Pumpen ➤ Überkreuzen liegend, Wiege, Sprünge, Armzug
Eine Serie für eine Muskelgruppe	Führen Sie drei bis vier verschiedene Übungen nacheinander für die gleiche Muskelgruppe aus und wechseln Sie anschließend zur nächsten Gruppe. Beispielsweise: ➤ Groß Scheren, Überkreuzen liegend, große Schere, klein Scheren ➤ Bauchrolle, Seitwärtsrolle, Seerose, Nadel ➤ Diagonale, Armzug, Pumpen, Albatros

Dritter Teil: Deep Water Running

Im Deep Water Running unterscheiden wir grob die drei Trainingsformen Dauermethode, Fahrtspiel und Intervall, die auf Seite 79 bis 82 ausführlich beschrieben wurden. Sind alle drei Formen in Ihrem mehr wöchigen Trainingsprogramm integriert, ist für viel Abwechslung gesorgt. Beginnen Sie mit der Dauermethode, nach einigen Wochen können Sie zu den anderen Methoden übergehen, die eine gute Basis voraussetzen.

Dauermethode
• siehe Seite 79

Ziel: höher die Treppe hoch kommen; etwas länger mit guter Qualität leisten, ohne dabei müde zu werden

Diese Trainingsform eignet sich bestens, um im technischen Bereich Fortschritte zu erzielen, während mit gleichförmiger Herz-Kreislauf-Belastung gelaufen wird.

Ausführung: 30 Minuten am Stück mit geringer bis mittlerer Intensität

Sie laufen mit den verschiedenen Schrittformen und stets gleicher Intensität.

Fahrtspiel
• siehe Seite 80

Ziel: schneller mehrere Male die Treppe hochkommen

Diese Trainingsform ist ein Spiel mit dem Tempo, dem Rhythmus und den Schrittformen.

Ausführung: unregelmäßige Wechsel der Intensität und unterschiedliche Dauer der einzelnen Belastungen und Pausen

Die Intensität und die Dauer der einzelnen Belastungen kann durch die Uhr oder selbst bestimmt werden, oder sie wird durch die Musik vorgegeben.

Intervall
• siehe Seite 81

Ziel: schneller die Treppe hochkommen

Ausführung: systematische Wechsel von Belastung und Erholung

Ein Intervall kennt zwei verschiedene Intensitäten: eine hohe und eine niedrige.

Die Dauer der einzelnen Belastungen kann zwischen 30 Sekunden und 5 Minuten variieren. Je kürzer die Dauer der Belastung, desto höher die Intensität. Die darauf folgende aktive Pause beträgt die halbe bis ganze Dauer der Belastung. Beispiele für ein Intervall:

- 10 mal 1 Minuten mit höchster Intensität. Pause: 90 Sekunden mit ruhigen Dauerlauf-Schritten
- Pyramide: 30 Sekunden – 1 Minute – 2 Minuten – 4 Minuten – 2 Minuten – 1 Minute – 30 Sekunden mit hoher bis höchster Intensität. Pause: Jeweils gleich lange Dauer wie die belastenden Phasen
- 2-mal (5 – 3 – 1 Minuten) mit hoher Intensität. Pausen jeweils 2 Minuten.

Organisationsformen

Da man sich beim Deep Water Running langsam fortbewegt, hat sich das Laufen auf festgelegten Strecken (Rechteck im Gegenuhrzeigersinn) bewährt. Abwechslung bringt ein Wechsel der Schrittformen im Raum oder auf Zeit. So kann zum Beispiel die Schrittform nach jeder Länge oder auf festgelegten Abschnitten gewechselt werden. Wenn wir der Uhr folgen, können wir in bestimmten Intervallen, beispielsweise alle zwei Minuten, den Schritt wechseln. Wenn mit Musik gelaufen wird, bieten sich eine Menge weiterer Möglichkeiten an, die für Abwechslung sorgen. Hier eine Auswahl:

Die Anleitungen für die Schritte finden Sie auf Seite 60–71.

Ein Schritt pro Lied	Je nach Tempo des Liedes eignet sich der eine oder andere Schritt. Eine grobe Unterteilung liefert folgende Skala: Dauerlauf-Schritt: 90–120 bpm (beats per minute) Asterix-Schritt: 120–150 bpm Überlanger Schritt: 60–75 bpm Skipping-Schritt: 120–150 bpm Walking-Schritt: 60–75 bpm
Zwei Schritte pro Lied	Folgende Kombinationen sind geeignet: ➤ Große und kleine Schritte: ➤ Asterix- und überlanger Schritt ➤ Kleiner, schneller und großer, langsamer Walking-Schritt ➤ Kleiner, schneller und großer, langsamer Skipping-Schritt ➤ Zwei verschiedene Schrittformen: ➤ Walking- und Skipping-Schritt ➤ Überlanger und Skipping-Schritt ➤ Walking- und Asterix-Schritt
Vier Schritte pro Lied	Sofern die Intensität immer gleich bleiben muss, können vier der fünf Schrittformen dem Rhythmus angepasst werden: ➤ Asterix- und überlanger Schritt ➤ Walking-Schritt ➤ Skipping-Schritt Im Fahrtspiel können während dem gleichen Lied alle fünf Schrittformen und die beiden unterschiedlichen Intensitäten aus dem Dauerlauf-, Asterix- und überlangen Schritt zur Anwendung kommen.
Freie Schrittwahl	Folgen Sie dem Rhythmus immer in der gleichen Intensität. Die Schrittform wählen sie aber frei. Im Fahrtspiel, wo die Intensität variieren kann, können Sie auch alle Schrittformen dem Rhythmus anpassen und mit möglichst verschiedenen Intensitäten laufen.

Schrittwechsel im Raum	Rhythmus und Intensität bleiben stets gleich. Der Schritt muss nun aber im Raum gewechselt werden. Zum Beispiel wird die eine Längsseite des Schwimmbeckens mit dem Asterix-Schritt gelaufen, die eine Stirnseite mit dem Walking-Schritt, die zweite Längsseite mit dem Skipping-Schritt und die zweite Stirnseite mit dem überlangen Schritt.
Schrittwechsel auf Musikthema	Praktisch jedes Musikstück hat einen Aufbau mit Einleitung, Strophen, Refrain usw. Sie können die verschiedenen Schrittformen den einzelnen Musikthemen zuordnen, zum Beispiel die Einleitung dem Walking-Schritt, die Strophen dem Dauerlauf-Schritt und den Refrain dem Skipping-Schritt.

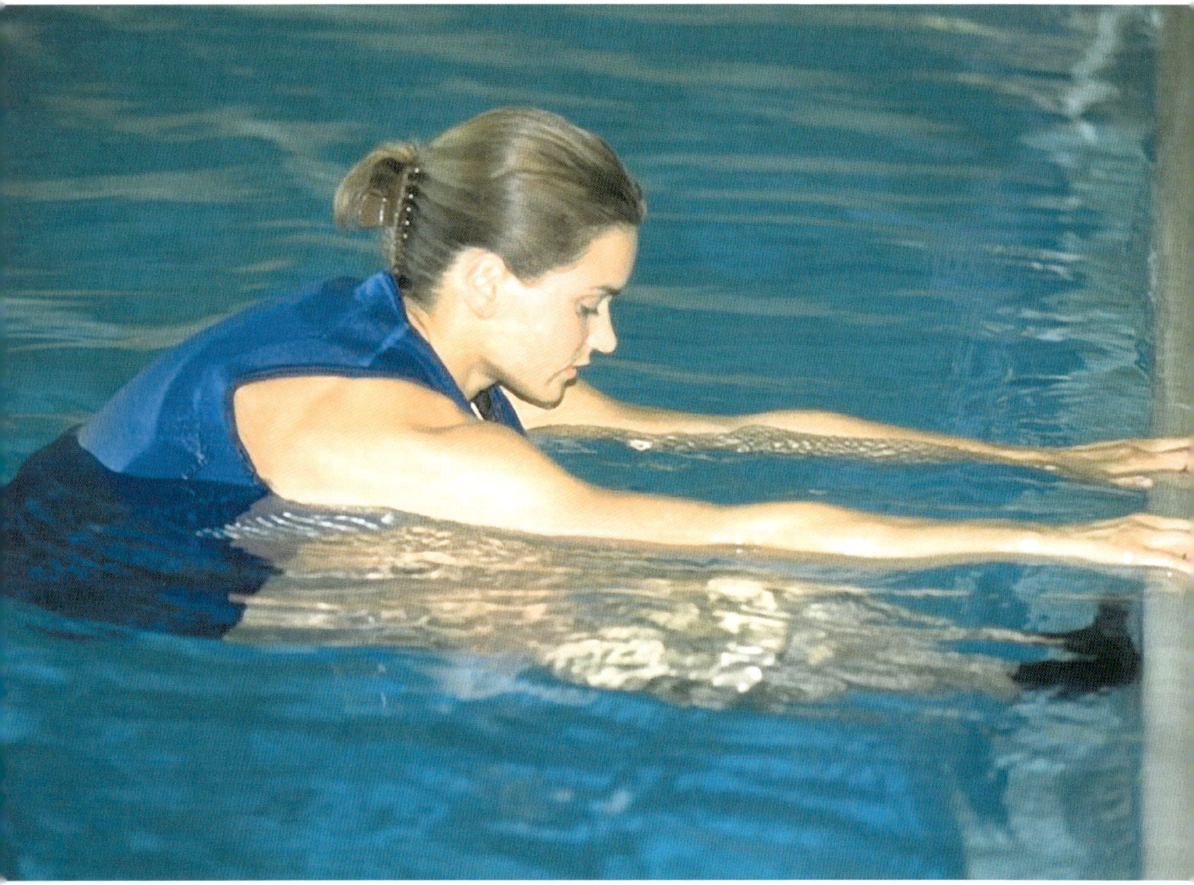

Vierter Teil: Auslaufen und Entspannen

Am Ende einer *Aqua-Fit*-Trainingseinheit steht das Auslaufen mit den verschiedenen Schrittformen und ganz niedriger Intensität. Danach werden entspannende Übungen im Wasser oder bei kalten Wassertemperaturen an Land gemacht sowie alle bekannten Stretchingübungen.

Auslaufen mit Armzug	Sie laufen mit dem Dauerlauf-Schritt und führen den Armzug durch. Dabei atmen Sie jeweils ganz tief ein und dehnen gleichzeitig aktiv die Brustmuskulatur.
Auslaufen mit Konzentration auf den Atem	Sie laufen mit einem Schritt freier Wahl durchs Schwimmbecken und konzentrieren sich: 1. auf den Atemrhythmus: ➤ 4 Schritte zum Einatmen – 4 Schritte zum Ausatmen ➤ 4 Schritte zum Einatmen – 8 Schritte zum Ausatmen oder umgekehrt 2. auf den Ort der Atmung: ➤ in eine andere Richtung atmen als gewohnt ➤ Richtung Beckenboden, unter die Schlüsselbeine, gegen das Brustbein, zwischen die Schulterblätter atmen
Auslaufen mit mobilisierenden Übungen	Sie laufen durchs Wasser und im Abstand von 1 Minute führen Sie ganz sanft die Nadel, die große Schere, das Überkreuzen auf dem Rücken, die Wiege und die Bauch- und Seitwärtsrolle durch.
Entspannende Übung	Legen Sie sich auf das Wasser und lassen Sie bewusst die Spannung in möglichst jedem Muskel los.

Ein Sport für das ganze Jahr

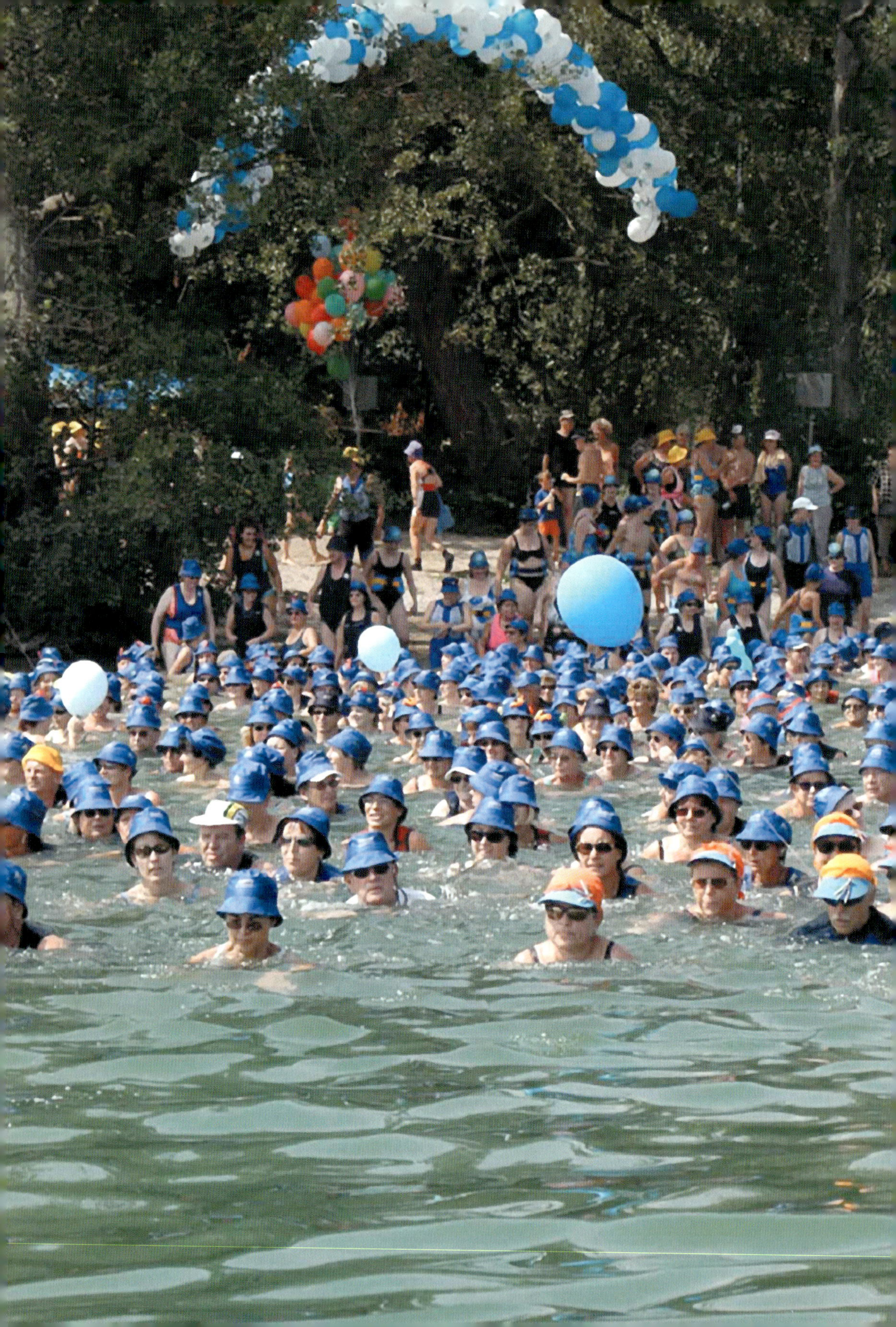

Aqua-Fit – Die sanfte Bewegungsalternative

Aqua-Fit wird vornehmlich in Hallenbädern ausgeübt und deshalb von vielen als Trainingsalternative für das Winterhalbjahr betrachtet. Trotzdem ist es ein Sport, der das ganze Jahr über ausgeübt werden kann.
Das Freibad ist ebenso gut geeignet wie das Hallenbad und eine Trainingseinheit in einem See oder sogar im Meer ist ein ganz besonderes Erlebnis. Es ist zudem sehr sinnvoll, *Aqua-Fit* regelmäßig zu betreiben und nicht nur auf einige Monate im Jahr zu beschränken.
Zum einen werden die erworbenen Bewegungsmuster besser automatisiert und »verinnerlicht«. Zum anderen wird es für Sie selbstverständlich, wöchentlich etwas für Ihre Gesundheit zu tun und dies wird Ihr Wohlbefinden steigern.
Mit dem regelmäßigen Training erzielen Sie aber noch weitere positive Effekte: Das Muskelkorsett wird ausgebildet und die Ausdauer wird gesteigert, was Ihnen den Alltag in vielerlei Hinsicht erleichtert. So ist beispielsweise Treppensteigen, Gartenarbeit und das Tragen oder Heben von schweren Sachen einfacher zu bewältigen.
Nicht nur Ihre Kraft, sondern auch das Zusammenspiel der an einer Bewegung beteiligten Muskeln verbessert sich.

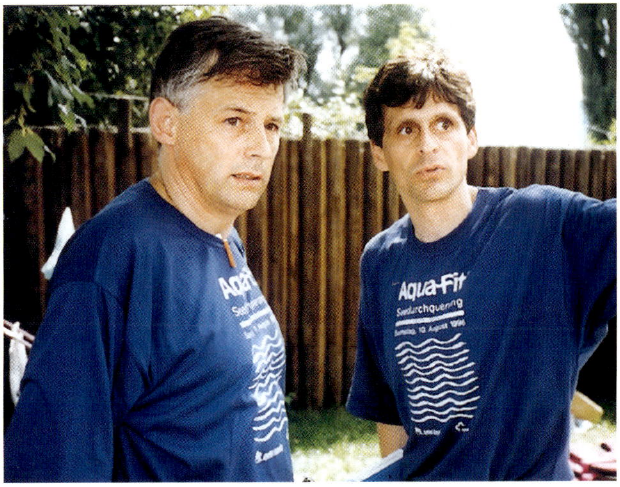

Urs und Markus Ryffel bei der Lagebesprechung anlässlich der ersten Seedurchquerung, einer von sechs Ryffel Running Veranstaltungen

Konkrete Ziele erleichtern das Training

Für viele ist es nicht so einfach, sich immer wieder zum Training zu motivieren. Dabei hilft es, ein Ziel anzuvisieren, dann wissen Sie, wofür Sie jede Woche den Weg ins Schwimmbad oder in der freien Natur auf sich nehmen. Ein mögliches Ziel ist die weltgrößte Seedurchquerung, die im Greifensee in der Schweiz stattfindet, der Swiss Walking Event, der Schweizer Frauenlauf sowie der Greifenseelauf. Auch ist es hilfreich, wenn Sie gemeinsam mit einem Kollegen, einer FreundIn oder einem Bekannten trainieren. Verabreden Sie sich für einen festen Termin in der Woche, dann ist es leichter, den »inneren Schweinehund« zu besiegen. Abgesehen davon wird das Training kurzweiliger, wenn man zu mehreren übt.

Aquu-Fil das ganze Jahr über zu betreiben hat viele positive Effekte. Es hält fit, verbessert die Kondition und erhöht das Wohlbefinden.

Aqua-Fit-Seedurchquerung

Die *Aqua-Fit*-Seedurchquerung wurde 1996 von Markus Ryffel und Dr. Gaudenz Bachmann, Präventivmediziner der Krankenversicherung Helvetia (Vorgängerin der heutigen Helsana), ins Leben gerufen. Was mit 257 Teilnehmern begann, wurde im Laufe der Jahre immer größer und entwickelte sich schließlich zur weltweit größten Seedurchquerung. Mittlerweile laufen über 4000 Aqua-Fitler durch den Greifensee im Zürcher Oberland. Das Besondere an diesem Event ist, dass es weder eine Zeitmessung noch eine Rangliste gibt. Es zählt die Teilnahme und die persönliche Leistung: Die 1,3 Kilometer lange Strecke soll aus eigener Kraft bewältigt werden mit Hilfe der Deep Water Running-Schrittformen.

Es begann mit einem Traum

Markus Ryffel wuchs in Uster, im Zürcher Oberland, auf. Als ambitionierter Läufer umrundete er den nahe gelegenen Greifensee unzählige Male. Als er von der Olympia-Vorbereitung aus den USA mit Deep Water Running im Gepäck zurückkehrte, integrierte er dies in sein Training und entwickelte *Aqua-Fit*. Er trainierte auch im Greifensee. Die Nähe zur Natur, die Ruhe auf dem offenen Wasser und die wunderschöne Landschaft faszinierten ihn und es entstand der Traum, dieses Erlebnis einer breiten Öffentlichkeit zugänglich zu machen. Bis es so weit war, dauerte es aber noch einige Jahre. Erst nach seiner aktiven Laufbahn machte Ryffel Nägel mit Köpfen

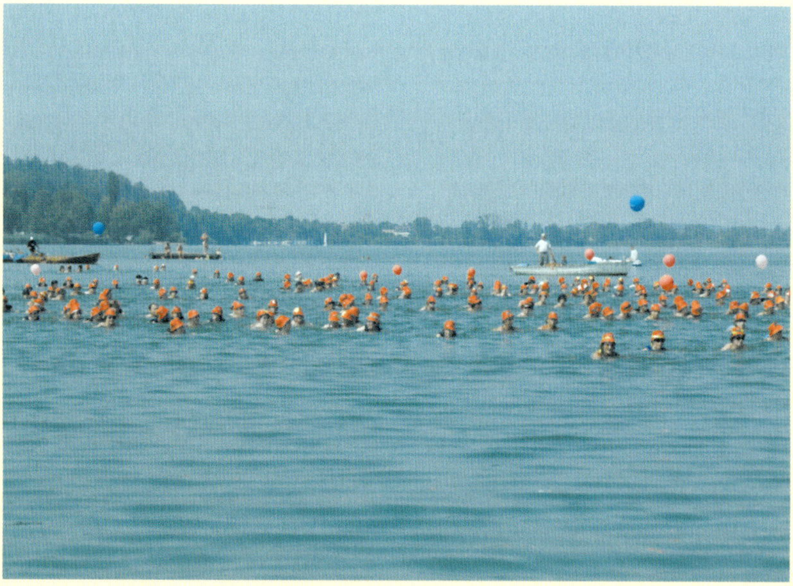

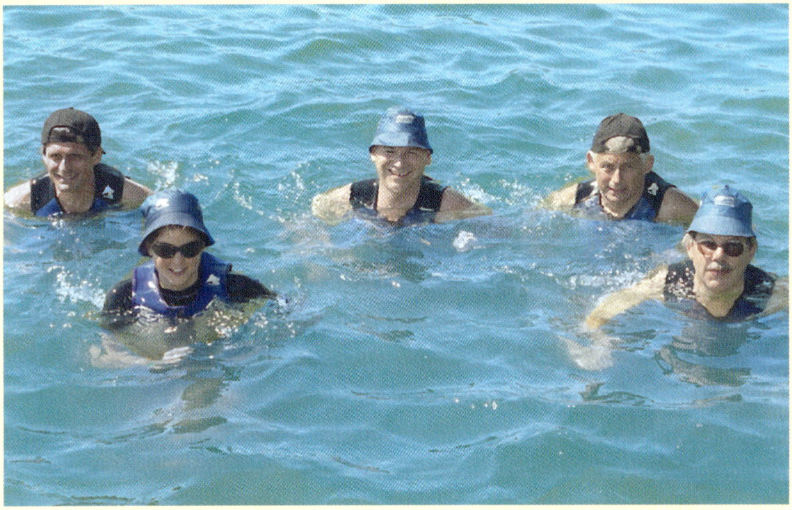

Markus Ryffel, Anita Weyermann, Dr. Gaudenz Bachmann, Urs Ryffel und Manfred Manser anlässlich der 7. *Aqua-Fit*-Seedurchquerung in Greifensee.

und die Seedurchquerung wurde ins Leben gerufen. Ziel war es, etwas Besonderes zu kreieren und das Gesundheitsbewusstsein der *Aqua-Fit*-Gemeinde zu fördern. Aber nicht nur das: Unsportliche wie Sportliche sollten zum gemeinsamen Sporttreiben motiviert werden und die Freude an der Bewegung entdecken.
Die Teilnehmerschar der Seedurchquerung ist eine bunte Mischung: Anfänger, Freizeitsportler und Spitzenathleten, Frauen und Männer jeden Alters sowie Jugendliche durchqueren den See zwischen Maur und Niederuster. Rund 150 freiwillige Helfer sorgen dafür, dass der Tag zu einem unvergesslichen Erlebnis wird.

Sich gezielt vorbereiten

Wenn Sie sich ein Ziel setzen, wird es Ihnen leichter fallen, jede Woche den Weg ins Schwimmbad anzutreten. Und wenn es denn die Seedurchquerung sein soll, ist es sinnvoll, dass Sie gezielt darauf hinarbeiten und beispielsweise auch trainieren, längere Zeit im Wasser zu laufen. Mit dem folgenden Trainingsplan für zehn Wochen können Sie sich darauf vorbereiten, die 1,3 Kilometer im Greifensee zurückzulegen. Der Plan sieht drei Trainingseinheiten pro Woche vor, davon min destens einmal *Aqua-Fit*.
Auf der Internetseite www.ryffel.ch finden Sie ein Online-Trainingstagebuch, in dem Sie Ihre Fortschritte dokumentieren können.

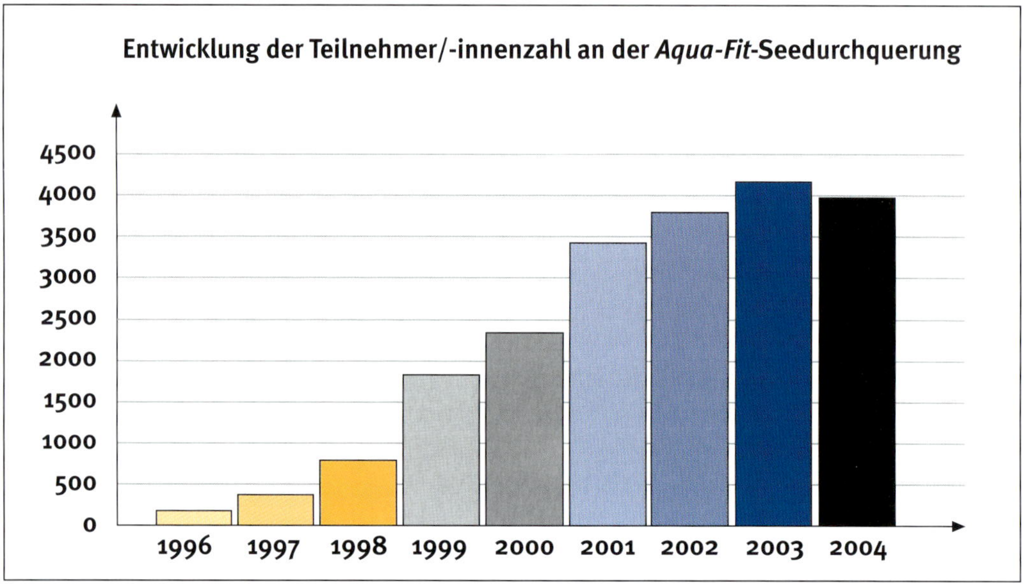

Aqua-Fit Seedurchquerung

Der Greifensee ist für Sportler vor allem während der Sommerzeit ein wahres Paradies. Weil der See von Motorbooten nicht befahren werden darf, tummeln sich an schönen Tagen auffällig viele Schwimmer im Wasser. Auch Jogger, Rollschuhläufer und Velofahrer finden rund um den See gute Trainingsmöglichkeiten. Für einmal ist am Samstag der Greifensee jedoch weder durchschwommen noch umlaufen oder umfahren, sondern durchlaufen worden.

Gleicher Laufstil wie an Land

250 Frauen und Männer nahmen den See zwischen Niederuster und Maur buchstäblich unter die Füße, ohne dabei allerdings dank höherem Beistand über das Wasser zu wandern. Es hielt auch niemand die Luft an oder lief gar auf dem Grund durch den Greifensee. Schon gar nicht trieb ein starker Wind die Fluten dergestalt zurück, dass die Wasser zur Rechten und zur Linken wie eine Mauer standen oder gar das Becken austrocknete. Für die Durchquerung des Greifensees zogen die Teilnehmer lediglich eine spezielle Wet Vest an, welche einen an der Wasseroberfläche hält. Dann galt es, im Wasser zu laufen

wie an Land, wobei man sich langsam vorwärts bewegte.

Diese aus den USA stammende Fortbewegungsart heisst »Deep Water Running« und ist Teil des sogenannten »Aqua-Fit«-Bewegungsprogramms. Die Teilnehmer an dieser etwas anders gearteten Seedurchquerung stürzten sich voller Freude ins etwa 24 Grad warme Wasser. Sobald sie aber keinen festen Boden mehr unter den Füßen hatten und sich durch Laufbewegungen vorwärts schoben, schienen sie wie stillzustehen, so langsam kamen sie vom Fleck. Die mit Hüten vor der Sonne geschützten Köpfe schaukelten wie Bojen im Wasser. Manch einer unterhielt die »Jogger« mit flotten Sprüchen: je länger der Lauf aber dauerte, desto ruhiger wurde es im Feld. Das anfängliche Stimmengemurmel wich im Verhältnis, wie sich die Gesichtszüge verhärteten. Laufen im Wasser kostet wegen des Widerstands viel Kraft, selbst wenn die zurückgelegte Strecke bescheiden ist. Vor allem diejenigen, die, wie vorgeschrieben, völlig aufrecht im Wasser standen, kamen gehörig ins Schnaufen. Das Feld zog sich trotz dem eigentlich geringen Tempo der Sportler rasch in die Länge. Wer langsam unterwegs war, musste nicht zwangsläufig schlecht sein. Viel eher übten diese Teilnehmer die Sportart korrekt aus und liefen aufrecht durch das Wasser. Einige »Jogger« vergassen im Verlauf der Durchquerung, welche Sportart sie ausübten, und durchmassen den See im »Hundeschwamm«, weshalb sie deutlich schneller am andern Ufer in Maur ankamen.

Positionskämpfe im Zeitlupentempo.
Im Rücken der »Hundeschwimmer« spielten sich unter denen, die den richtigen Laufstil durchhielten, Positionskämpfe im Zeitlupentempo ab.
Als in der Mitte des Sees eine Frau über Krämpfe klagte und einen Moment lang mit Laufen innehielt, setzte ein Mann zu einem veritablen Spurt an und schob sich merklich Millimeter um Millimeter an ihr vorbei. Falls »Deep Water Running« in Zukunft fernsehtauglich werden sollte, würden sich Zeitlupenaufnahmen erübrigen. Die Läuferinnen und Läufer hatten gesamthaft wenig mit Verletzungen oder mit Ermüdung zu kämpfen. Muskelkater und Seitenstechen machten sich ebenfalls nicht bemerkbar. Vielmehr waren spitze Schreien zu hören, wenn die Läufer plötzlich in eine kalte Strömung gerieten oder ein Fischschwarm um die Beine der Sportler strich.

NZZ, Montag 12. August 1996

Woche	1	2	3	4	5
Trainingseinheit 1 (Montag):	zum Beispiel *Aqua-Fit*, (Nordic) Walking, Running, Radfahren, Schwimmen etc.				
Trainingseinheit 2 (Mittwoch) *Aqua-Fit*	5 Min. Aufwärmen mit allen Schrittformen	5 Min. Aufwärmen mit allen Schrittformen	5 Min. Aufwärmen mit Bewegungen in allen Ebenen	10 Min. Aufwärmen mit Dauerlauf-Schritt variiert in seiner Größe	5 Min. Aufwärmen
	15 Min. Gymnastik 2 x 5 Übungen jeweils 90 Sekunden ausführen	15 Min. Gymnastik 2 x 5 neue Übungen jeweils 90 Sekunden ausführen	15 Min. Gymnastik 3 x 4 Übungen jeweils 75 Sekunden ausführen	10 Min. Gymnastik 2 x 5 Übungen jeweils 50–60 Sekunden ausführen	
	15 Min. Laufschule Skipping, überlanger Schritt	15 Min. Laufschule Dauerlauf-Schritt, Walking-Schritt	10 Min. Laufschule Wiederholung aller Schrittformen		
	25 Min. Deep Water Running Dauermethode 5 x 4 Min. Dauerlaufschritt mit je 1 Min. Walking-Schritt dazwischen	25 Min. Deep Water Running Dauermethode 2 x 10 Min. Dauerlauf-Schritt mit 2 Min. Skipping-Schritt dazwischen	30 Min. Deep Water Running Dauermethode, steter Wechsel aller Schrittformen	35 Min. Deep Water Running Fahrtspiel Jeweils eine halbe Länge im Schwimmbad mit einer Intensität und Schritt freier Wahl laufen	45–50 Min. Deep Water Running 900 m (Schrittarten wechseln) Trinken nicht vergessen!
	5 Min. Auslaufen und Entspannen	5 Min. Auslaufen und Entspannen	5 Min. Auslaufen und Entspannen	5 Min. Auslaufen und Entspannen	10 Min. Auslaufen und Entspannen
Trainingseinheit 3 (Samstag):	zum Beispiel *Aqua-Fit*, (Nordic) Walking, Running, Radfahren, Schwimmen				

Woche	6	7	8	9	10
Trainingseinheit 1 (Montag):	zum Beispiel *Aqua-Fit*, (Nordic) Walking, Running, Radfahren, Schwimmen etc.				
Trainingseinheit 2 (Mittwoch) *Aqua-Fit*	5 Min. Aufwärmen	5 Min. Aufwärmen	5 Min. Aufwärmen	10 Min. Aufwärmen	5 Min. Aufwärmen
	15 Min. Gymnastik 2 x 5 Übungen jeweils 45 Sekunden ausführen	15 Min. Gymnastik 2 x 5 neue Übungen jeweils 45 Sekunden ausführen	15 Min. Gymnastik 3 x 4 Übungen jeweils 30 Sekunden ausführen	10 Min. Gymnastik 2 x 5 Übungen jeweils 30 Sekunden ausführen	
	15 Min. Laufschule alle Schrittarten	15 Min. Laufschule Dauerlauf-Schritt, Skipping-Schritt	10 Min. Laufschule Wiederholung aller Schrittformen		
	25 Min. Fahrtspiel Schritt- und Intensitätswechsel im Minutentakt	25 Min. Deep Water Running Intervall 4 x 5 Min. Dauerlauf-Schritt mit 1 Min. Skipping-Schritt dazwischen	30 Min. Deep Water Running Intervall 3 x 8 Min. mit Asterix-, Dauerlauf- und überlangem Schritt, Pause 2 Min. Walking	45 Min. Deep Water Running Intervall 2 x 20 Min. mit allen Schrittformen, Pause 3 Min. Rückenschwimmen	70–90 Min. Deep Water Running 1300 m (Schrittarten wechseln) Trinken nicht vergessen!
	5 Min. Auslaufen und Entspannen	5 Min. Auslaufen und Entspannen	5 Min. Auslaufen und Entspannen	5 Min. Auslaufen und Entspannen	10 Min. Auslaufen und Entspannen
Trainingseinheit 3 (Samstag):	zum Beispiel *Aqua-Fit*, (Nordic) Walking, Running, Radfahren, Schwimmen				

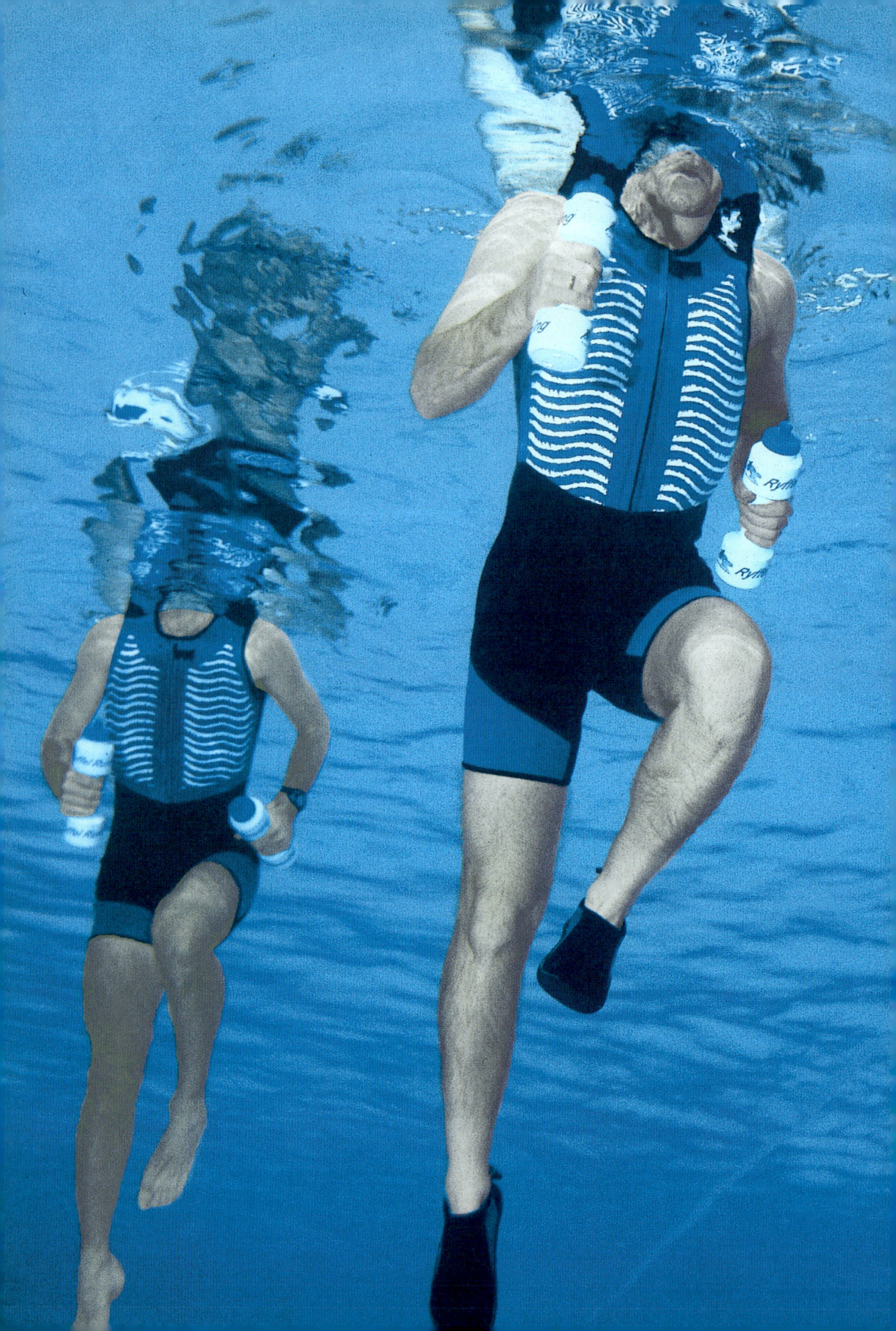

Aqua-Fit im Leistungssport

Das einzigartige Ganzkörpertraining *Aqua-Fit* ist in den letzten Jahren zu einem wichtigen Eckpfeiler im Gesundheitssport geworden. Doch das Training im Wasser wird auch bei Leistungssportlern, insbesondere bei Läufern, immer beliebter. Und das mit gutem Grund: Die schonende Trainingsform ist vor allem für Läuferinnen und Läufer eine der effizientesten Trainingsalternativen überhaupt. Der Trainingsumfang kann erhöht werden, ohne den Bewegungsapparat zu belasten. Häufig hat eine Steigerung der Trainingshäufigkeit oder -intensität eine Überlastung des Bewegungsapparates zur Folge. Alternative Programme sind gefragt. Das Ersatztraining muss der Intensität und damit den Stoffwechselprozessen an Land entsprechen, den Körper aber möglichst schonen. Außerdem muss die Alternativsportart in möglichst vielen Punkten mit der Hauptsportart übereinstimmen, so zum Beispiel in Bezug auf die Konditionsfaktoren, Muskelgruppen und die Energiebereitstellung. Das spezifische Training erhöht beispielsweise bei Ausdauersportlern die Mitochondriendichte (siehe Kasten) in den entsprechenden Muskelzellen. Damit das ganze Potenzial ausgeschöpft werden kann, muss die spezifische Bewegung in verschiedenen Intensitäten x-mal wiederholt werden.

Aqua-Fit und das darin enthaltene Deep Water Running erfüllt die Erwartungen an ein Alternativtraining für Leistungssportler voll und ganz. Der Bewegungsapparat wird nicht belastet, bei den Bewegungen werden die gleichen Muskelgruppen benötigt wie an Land. Die intensiven Einheiten können im Wasser schonend und im gleichen Energie-Bereitstellungsbereich durchgeführt werden. *Aqua-Fit* ist für ambitionierte Athleten deshalb nicht nur eine ideale Alternative bei Verletzungen, sondern in allen Trainingsphasen des Jahres die ideale Ergänzung, ob Übergangs-, Vorberei-

> *Aqua-Fit* – das ideale Ergänzungstraining für Leistungssportler.

➤ Mitochondrien

Mitochondrien sind kleine Zellorgane, in denen die Enzyme der aeroben Energiegewinnung lokalisiert sind. Mit deren Hilfe können die Fettsäuren und die Zuckermoleküle in Anwesenheit von Sauerstoff vollständig zerlegt werden. Mitochondrien sind die Hauptlieferanten von Adenosintriphosphat (ATP), dem wichtigsten Energieüberträger der Zelle, daher werden sie auch als Zellkraftwerke bezeichnet.

tungs- oder Wettkampfperiode. Wenn Sie als Leistungssportler *Aqua-Fit* ausüben, müssen Sie sich allerdings bewusst sein, dass das Wasser gewisse Parameter verändert:

- Die verminderte Schwerkraft und der Tauchreflex führen zu einer verminderten Herzfrequenz. Beim Eintauchen in das Wasser ist diese um etwa 20 bis 30% beziehungsweise 10 bis 15 Schläge niedriger.
- Der erhöhte Druck des Wassers führt zu einem verstärkten Rückfluss des Blutes; zum Herzen wird demnach pro Schlag entsprechend mehr Blut transportiert.
- Der Laktatwert liegt im Wasser bei gleichem Anstrengungsgrad höher. Durch den erhöhten Wasserdruck wird Laktat aber schneller abgebaut als an Land.
- Hohe Wassertemperaturen führen zu einer höheren Herzfrequenz.

Diese Fakten müssen Sie beim Training im Wasser unbedingt berücksichtigen: Lassen Sie sich durch einen niedrigeren Puls im Wasser nicht verunsichern, da er bei einer vorgegebenen Leistung niedriger ist als an Land. Dass der Laktatwert jedoch höher liegt, liegt daran, dass im Wasser der Widerstand zunächst überwunden werden muss und – vorausgesetzt Technik und Position im Wasser sind optimal – wesentlich mehr Muskeln an einer einzelnen Bewegung mitarbeiten als an Land, was zu einer verstärkten Produktion von Laktat führt. Seien sie demnach behutsam bei Bestimmung der Trainingsintensität über die Herzfrequenz, wenn Sie im Wasser trainieren; ansonsten könnte eine Überforderung stattfinden, die später im Übertraining (siehe Seite 122) münden kann.

Das Laktat ist beim *Aqua-Fit* der verlässlichste Intensitätsparameter.

So trainieren Läufer im Wasser

Wöchentlich sollte mindestens eine Einheit im Wasser stattfinden, die sobald die Technik stimmt nach und nach mit Badesandalen und dadurch mit einer größeren Widerstandsfläche absolviert wird (siehe Abbildung). Als Trainingsinhalte bieten sich alle »Land-Trainingsformen« an: vom regenerativen Lauf zwischen 20 und 45 Minuten über das Intervalltraining bis hin zum *Long Jog* (siehe Kasten).

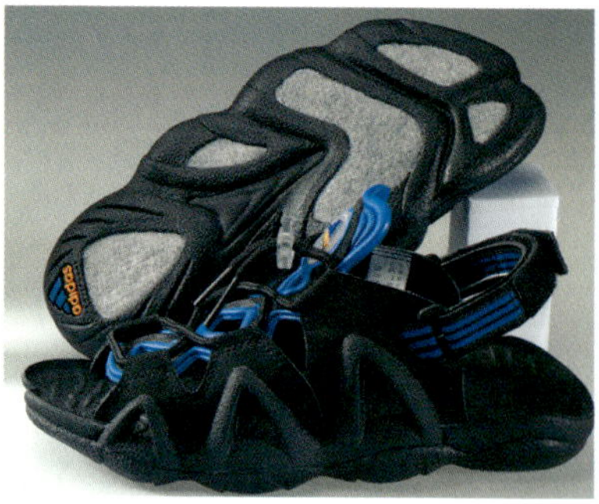

Erfolgreiche Athleten wie Dieter Baumann, Christian Belz, Anita Brägger, André Bucher, Michael Buchleitner, Thomas Frischknecht, Anita Protti, Sven Riede-

➤ Long Jog

Der lange, langsame Lauf wird in Fachkreisen auch Long Jog genannt. Das Ziel dieser Trainingsform ist die Optimierung des Fettstoffwechsels sowie die Verbesserung der Ausdauer. Weitere positive Begleiterscheinungen sind wie beim Ausdauertraining allgemein Ermüdungswiderstandsfähigkeit und Stressabbau.

rer, Viktor Röthlin oder Anita Weyermann haben erkannt, dass sie sich mit regelmäßigem Wassertraining sogar einen Vorteil gegenüber anderen Athleten schaffen können. Der Schweizer Marathon-Rekordhalter Viktor Röthlin, der das Thema *Aqua-Fit* für seine Diplomarbeit als Physiotherapeut gewählt hat, absolviert mindestens eine Trainingseinheit seines Wochenprogramms im Wasser. Röthlin betrachtet das Laufen im Wasser als willkommene Abwechslung: »Für die Muskulatur ist das Wasser ideal, vor allem dann, wenn ich nach intensiven Einheiten schwere Beine habe.« Er spielt im Wasser mit den verschiedenen Schrittformen, stellt sich in der Monotonie des Hallenbades in seiner Fantasie Läufe im Freien vor oder simuliert ein Fahrtspiel mit dem unregelmäßigen Wechsel der Intensität und der unterschiedlichen Dauer der einzelnen Belastungen und Pausen (siehe Kapitel »Trainingsformen im Wasser«).

André Bucher, Weltmeister über 800 m im Jahr 2001, schont nicht nur seinen Bewegungsapparat im Wasser, sondern feilt auch gezielt an seinem Laufstil. Er ist überzeugt, dass er dadurch in kürzester Zeit seine Lauftechnik optimieren konnte. Durch die unterschiedlichen Laufschritte sei er im koordinativen Bereich neu herausgefordert

Viele erfolgreiche Athleten nutzen bereits die Vorteile des *Aqua-Fit*-Trainings.

André Bucher

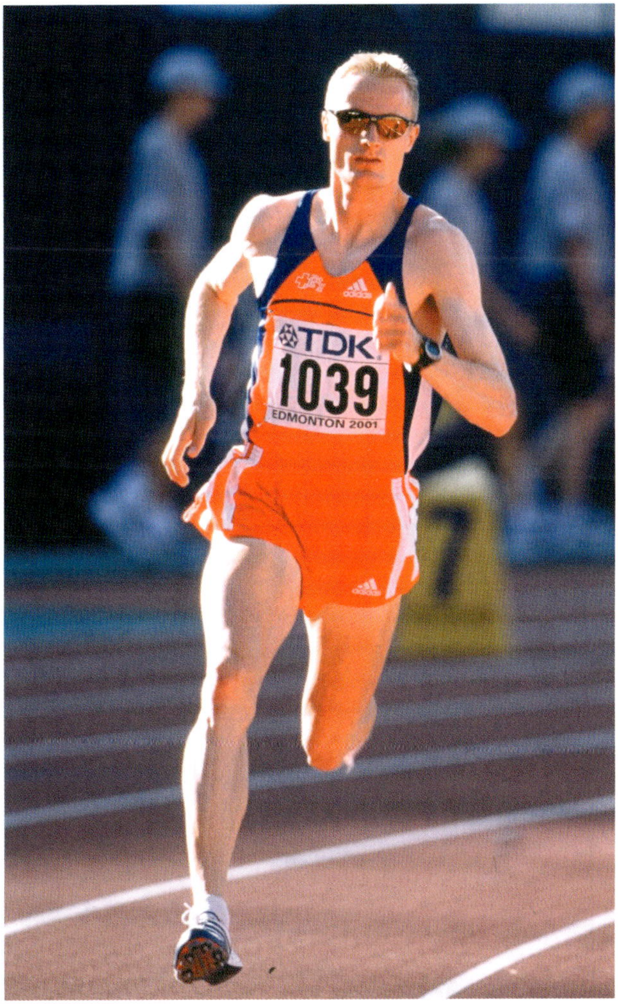

Die Technik lässt sich nirgends besser trainieren als in der Schwerelosigkeit des Wassers.

André Buchers Intervalltraining

Die Wettkampfdauer des 800-Meter-Läufers beträgt rund 100 Sekunden. Um während dieser Zeitspanne maximale Leistung zu erbringen, schlägt der Körper den anaeroben Energiegewinnungsweg ein, weil dieser mehr Energie pro Zeiteinheit liefert. Dabei entsteht aber in großer Menge Laktat, das die Muskelzellfunktion mit zunehmender Dauer beeinträchtigt. Um diese Beeinträchtigung so lange wie möglich hinauszuzögern und wenn sie eintritt zu tolerieren, sind spezielle Trainingsformen wie unter anderem das Intervall gefragt. Im Ruhezustand beträgt der Laktatwert ungefähr 1 mmol/l. Mit zunehmender Intensität steigt die Konzentration bis zu einem Punkt (ungefähr 4 mmol/l), an dem sich die Laktat aufbauenden und abbauenden Prozesse gerade noch die Waage halten. Steigt die Intensität weiter an, nimmt die Konzentration im Blut rapide zu und das unangenehme Gefühl von Übersäuerung macht sich in der Muskulatur breit. Diese hohe Intensität kann nun nur noch kurze Zeit gehalten werden.

worden. Die Effizienz des Trainings im Wasser haben wir mit André Bucher während seiner Verletzungsperiode im Mai 2002 untersucht. Er absolvierte ein Intervalltraining wie an Land und kam dabei auf praktisch identische Puls- und Laktatwerte. Das Erstaunliche: Selbst Belastungen von 25 Sekunden reichten aus, um Werte von 18 mmol/l und mehr zu erreichen – eine sehr hohe Übersäuerung, wenn man weiß, dass die anaerobe Schwelle bei etwa 4 mmol/l liegt. Der Umstand, dass im Wasser praktisch die gleiche Wirkung u.a. für den Stoffwechsel erzielt werden kann, veranlasst André Bucher zur Aussage: »Seit meiner Verletzung ist *Aqua-Fit* und Deep Water Running ein fester Bestandteil meiner wöchentlichen Trainingsarbeit.«

André Buchers *Aqua-Fit*-Intervalltraining
Baar, 24.05.2002
Herzfrequenz-/Lactatmessung

Kategorie	Herzfrequenz vor der Belastung	Dauer	Herzfrequenz nach der Belastung	Laktat nach der Belastung
T o			110	3,1
Belastung 1	110	50 sec Belastung	173	6,5
Belastung 2	144	1 min Pause + 50 sec Belastung	172	12,4
Belastung 3	121	1 min Pause + 50 sec Belastung	172	16,6
Belastung 4	137	1 min Pause + 50 sec Belastung	172	18,6
Pause 1	172	3 min Pause	110	18,2
Belastung 5	110	35 sec Belastung	169	17,6
Belastung 6	142	1 min Pause + 35 sec Belastung	173	18,2
Belastung 7	140	1 min Pause + 35 sec Belastung	175	19,2
Belastung 8	147	1 min Pause + 35 sec Belastung	175	19,8
Pause 2	175	3 min Pause	117	18,2
Belastung 9	117	25 sec Belastung	166	18,3
Belastung 10	148	1 min Pause + 25 sec Belastung	172	16,9
Belastung 11	137	1 min Pause + 25 sec Belastung	171	18,8
Belastung 12	143	1 min Pause + 25 sec Belastung	177	18,1
Pause 3	177	1 min Pause	119	17,4
Pause 4	119	3 min Pause	103	16,7
Pause 5	103	10 min Pause	100	12,2

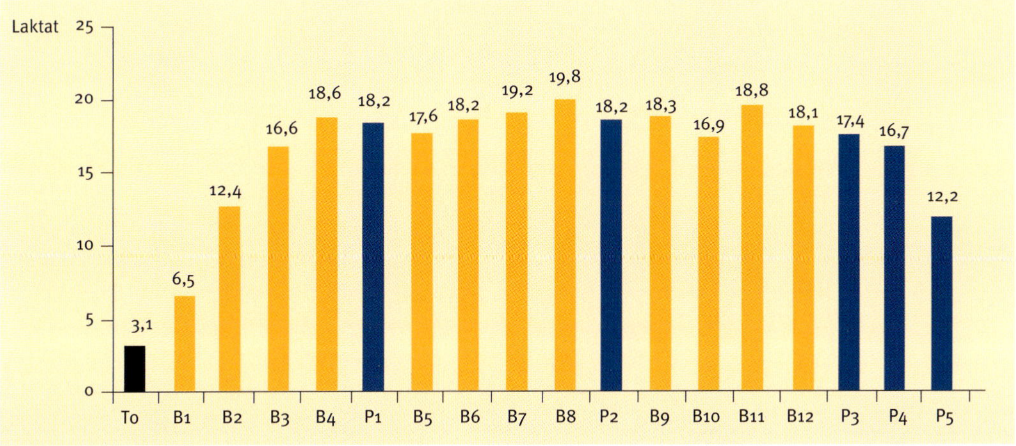

Dr. Thomas Wessinghage, Rehaklinik Damp, 27.05.2002
B = Belastung; P = Pause

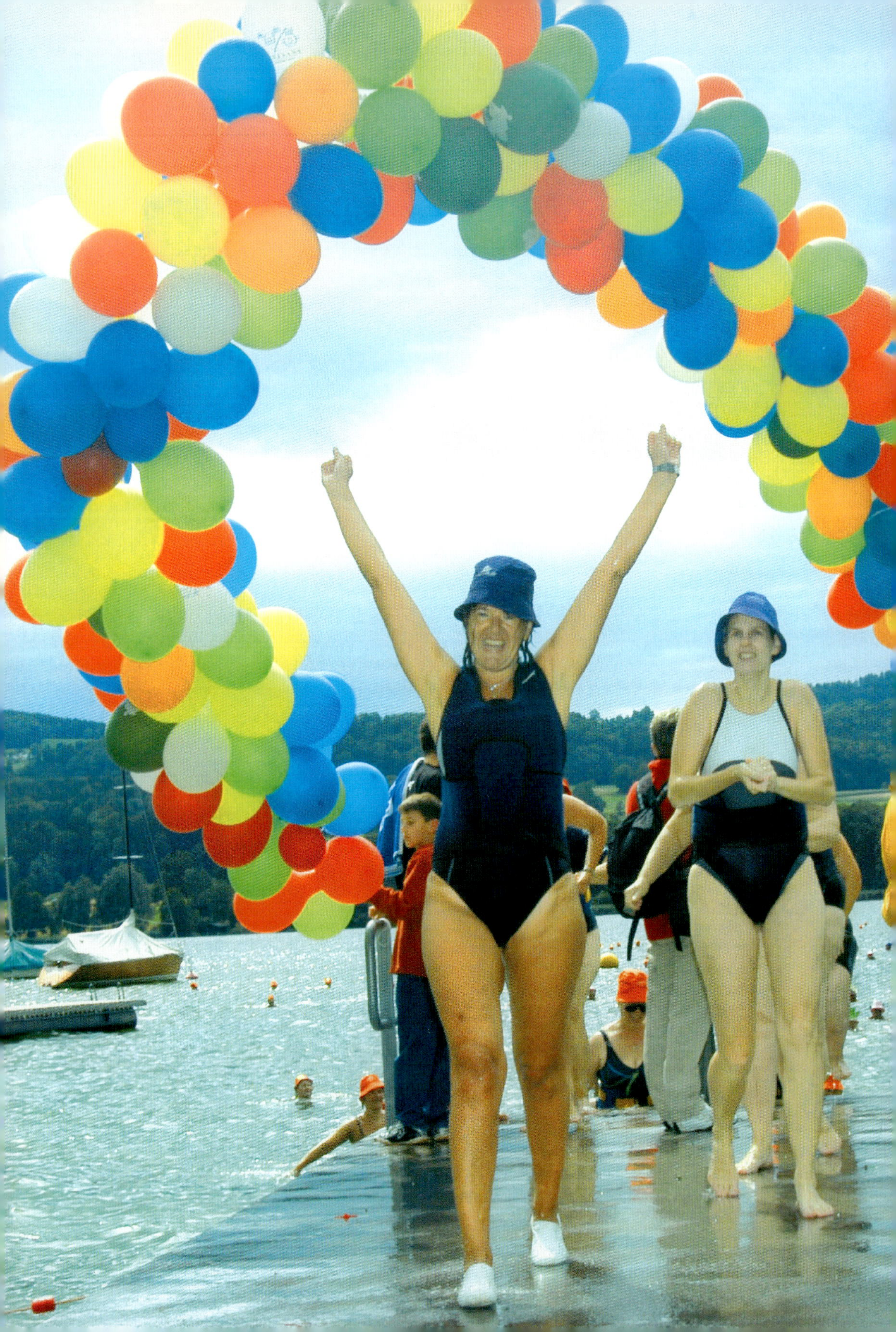

Training zu jeder Jahreszeit

Wie beschrieben, ist *Aqua-Fit* ein ideales Zusatztraining für jede Sportart, in der gelaufen wird. Mit Deep Water Running verbessern Sie Ihre Lauftechnik und die Wassergymnastik ist im ganzen Jahr ein wirkungsvolles Kraft- und Koordinationstraining. Es sollte regelmäßig trainiert werden, damit sich die Technik festigt. Wenn Sie zum Beispiel aufgrund einer Verletzung eine Zeit lang nicht an Land trainieren können, ist es dann problemlos möglich, die Trainingseinheiten im Wasser zu steigern.
Aqua-Fit hat aber auch den großen Vorteil, dass es wetterunabhängig ist. Insbesondere an eisig kalten Tagen, bei starkem Wind und Regen oder wenn es bereits früh dunkel wird, bietet das Hallenbad die perfekte Alternative, das gewünschte Trainingsprogramm zu absolvieren. Ein professionelles Training ist über das Jahr hinweg in verschiedene Trainingsperioden aufgeteilt, die sich bezüglich des Umfangs und der Intensität unterscheiden. Allen Perioden ist gemeinsam, dass sie durch Einheiten im Wasser ergänzt und aufgelockert werden können. Unterschiede gibt es im Inhalt.

Aqua-Fit bringt Abwechslung in Ihren Trainingsalltag.

Schematische Darstellung einer Jahresplanung für ambitionierte Sportler

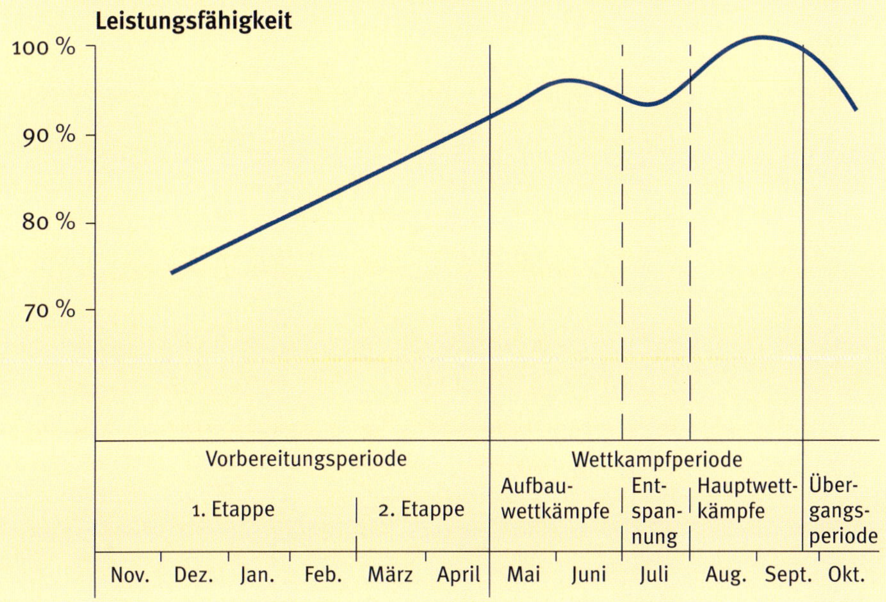

Übergangsperiode (zweimal pro Woche)

Am Ende einer Wettkampfsaison ist es sinnvoll, sich Ruhe zu gönnen, der Körper sollte die Möglichkeit haben, sich zu regenerieren. In dieser Trainingsphase sollten Sie sich mit alternativen Sportarten die Lust an der Bewegung zurückholen, diese sollten aber nach Möglichkeit etwas mit dem wettkampfspezifischen Bewegungsmuster zu tun haben. Als Trainingsinhalte bietet sich *Aqua-Fit* in Kombination mit Schwimmen an. Die Intensität soll in dieser Phase eher niedrig sein. Im Vordergrund stehen das Training der Grundlagenausdauer und die Technikschulung.

Vorbereitungsperiode (zweimal pro Woche)

Die Vorbereitungsperiode verläuft zielgerichteter als die Übergangsperiode. Die Woche hat eine klare Struktur mit gesteigertem Umfang, aber verhältnismäßig niedriger Intensität. Das Ziel dieser Periode ist es, die Belastungstoleranz zu erhöhen und sich an das Wettkampftempo zu gewöhnen. Das *Aqua-Fit*-Training, die Dauerläufe in allen Variationen sowie das intensive oder extensive Fahrtspiel sind geeignet. Nach intensivem Training kann auch das regenerative Laufen im Wasser eingesetzt werden. Nicht zu unterschätzen ist folgender Vorteil: Wer durch Blasen an den Füßen oder Über-

➤ Trainingswoche in der Übergangsperiode

Beispiel für einen Langstreckenläufer

Montag	*Aqua-Fit*-Lektion
Dienstag	50 Minuten Dauerlauf
Mittwoch	Krafttraining
Donnerstag	Ruhetag
Freitag	60 Minuten Dauerlauf
Samstag	*Aqua-Fit*-Lektion
Sonntag	Ruhetag

➤ Trainingswoche in der Vorbereitungsperiode

Beispiel für einen Langstreckenläufer

Montag	Dauerlauf
Dienstag	Fahrtspiel: 20 Minuten Belastung nach Lust und Laune
Mittwoch	*Aqua-Fit*-Lektion
Donnerstag	Ruhetag
Freitag	60 Minuten mittlerer Dauerlauf
Samstag	*Aqua-Fit*-Lektion
Sonntag	120 Min. Long Jog

lastung des Bewegungsapparats nicht mehr im Stande ist, ohne Schonhaltung zu laufen, hat im Wasser die Möglichkeit, ganz normal und korrekt die Bewegungen auszuführen.

Wettkampfperiode (ein- bis zweimal pro Woche)

In der intensivsten Phase des Jahres, wenn das Saisonziel ansteht, sind Einheiten im Wasser immer noch sinnvoll und durchaus angebracht. Einerseits können Sie im Bereich der Schnelligkeit und Technik eingesetzt werden, andererseits am Tag nach Wettkämpfen oder intensiven Trainings zur schnelleren Wiederherstellung. Seien Sie vorsichtig mit Trainingseinheiten, die zu nahe am Wettkampftag liegen. Sinnvollerweise führen Sie am Tag vor Ihrem Wettkampf ein Lauftraining an Land durch, das die Spannung in Ihrer Muskulatur erhöht und Sie bereit macht für Höchstleistungen.

Detaillierte Informationen finden Sie unter www.ryffel.ch

➤ Trainingswoche in der Wettkampfperiode

Beispiel für einen Langstreckenläufer

Montag	Intervall: 3 x 1000 Meter im Wettkampftempo, Pause: 3 – 5 Minuten
Dienstag	45 Minuten Dauerlauf
Mittwoch	30 Minuten Dauerlauf
Donnerstag	Ruhetag
Freitag	30 Minuten leichter Dauerlauf
Samstag	Wettkampf: 10 Kilometer Straßenlauf
Sonntag	*Aqua-Fit*-Lektion oder 30 Minuten Deep Water Running

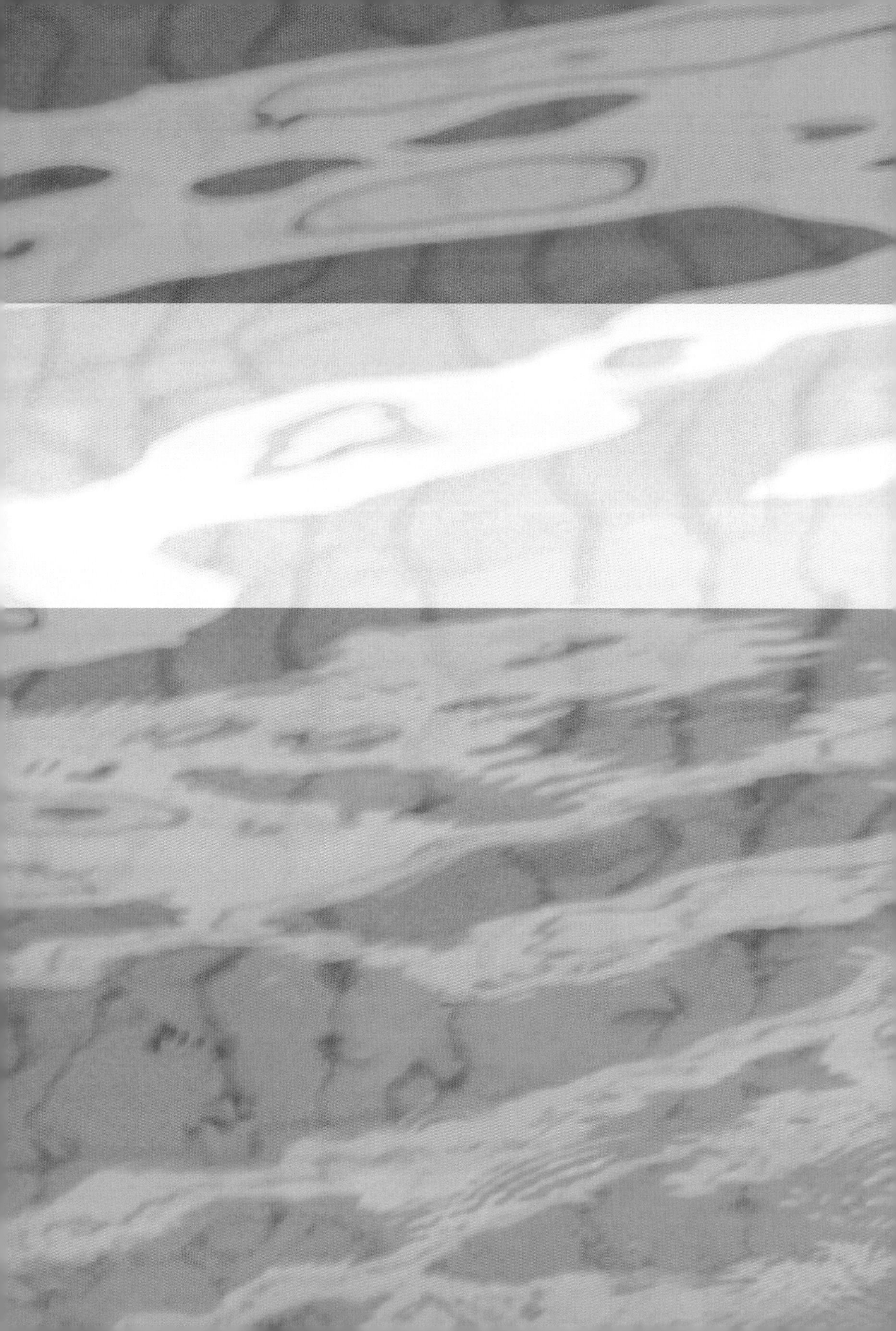

Aqua-Fit für die Gesundheit

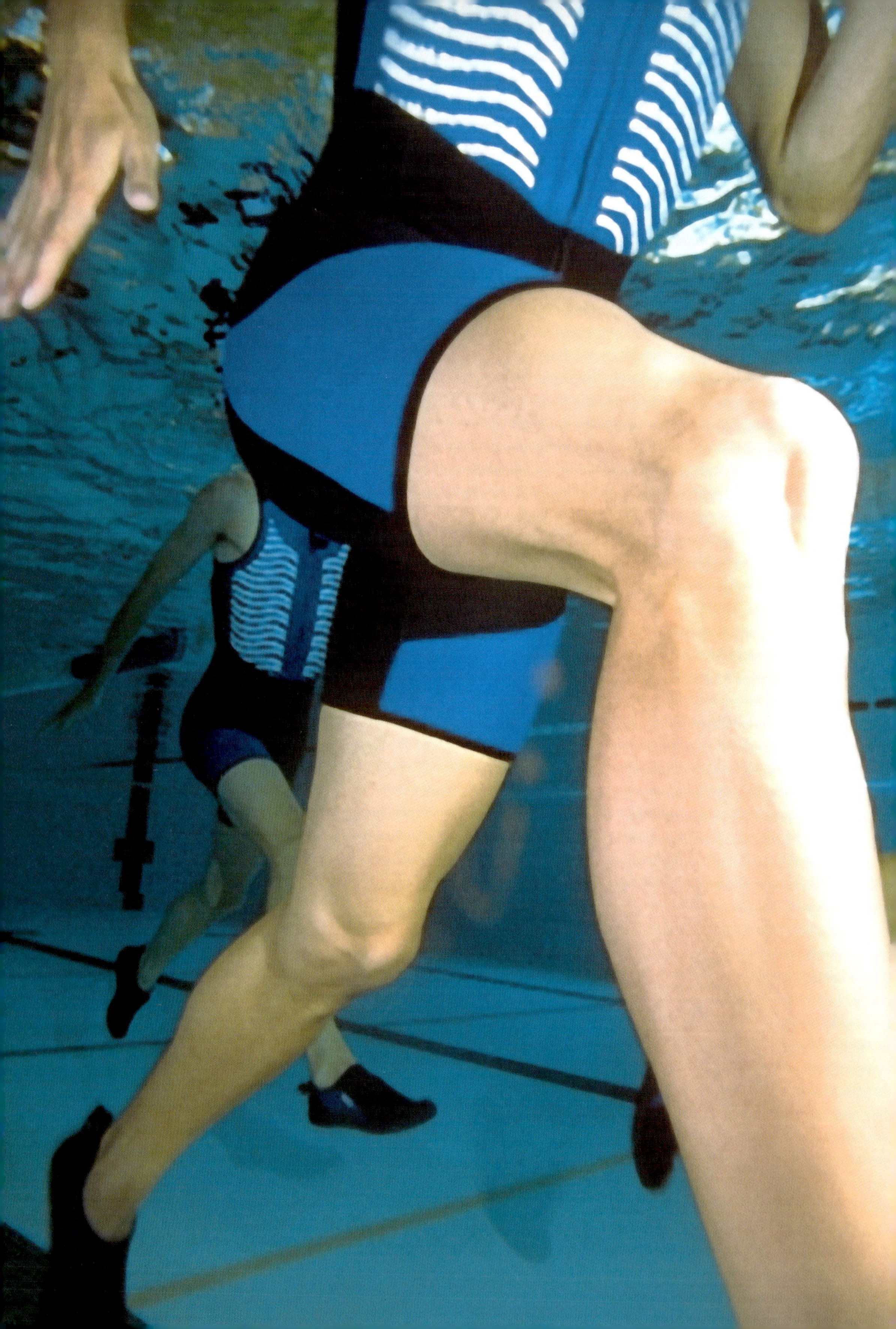

Sanft und verletzungsfrei trainieren

Mit dem regelmäßigen Gang ins Hallenbad haben Sie den ersten Schritt geschafft. Sie gehören nicht mehr zu den Stubenhockern! Damit sich aber Ihre Gesundheit langfristig positiv entwickelt, gilt es zu bedenken, dass der Schritt vom Sofa zu einer wöchentlichen Trainingseinheit zwar eine große Steigerung bringt, doch auf die Dauer verliert sich dieser einmalige Trainingsreiz. Daher sollten Sie an den verbleibenden Tagen der Woche andere Sportarten ausüben. Ideal ist es, sich dreimal in der Woche 30 bis 45 Minuten lang zu bewegen. Eine leichte bis mittlere Intensität genügt hierbei völlig. Wenn es um die Gesundheitsförderung geht, sind neben *Aqua-Fit* Ausdauersportarten am besten geeignet, also Laufen, Nordic Walking, Radfahren und Schwimmen.

Trainingsreize richtig setzen

Der Körper ist darauf ausgerichtet, sich an Anforderungen anzupassen. Wenn wir über Wochen und Monate tagsüber am Schreibtisch sitzen und abends auf dem Sofa, wird unser Körper träge. Fangen wir jetzt an, uns regelmäßig zu bewegen, muss der Körper plötzlich mehr arbeiten. Er strengt sich an, um das nun Verlangte zu leisten, und »merkt« es sich, damit ihm die gleiche Anforderung beim nächsten Mal ein wenig leichter fällt. Er steigert also seine Leistungsfähigkeit, er passt sich an (Superkompensation). Allerdings muss er sich zwischendurch auch erholen, daher sollten wir nach einer Trainingseinheit eine individuell lange Pause einlegen, bevor wir den Körper wieder belasten. In dieser Zeit erholt er sich und baut

Der Körper passt sich an die Belastung an.

Nach jahrelanger sportlicher Inaktivität empfiehlt es sich, vor Aufnahme eines regelmäßigen Trainings einen medizinischen Check-up durchzuführen.

Verbesserung der sportlichen Leistungsfähigkeit durch optimal gesetzte Trainingsreize

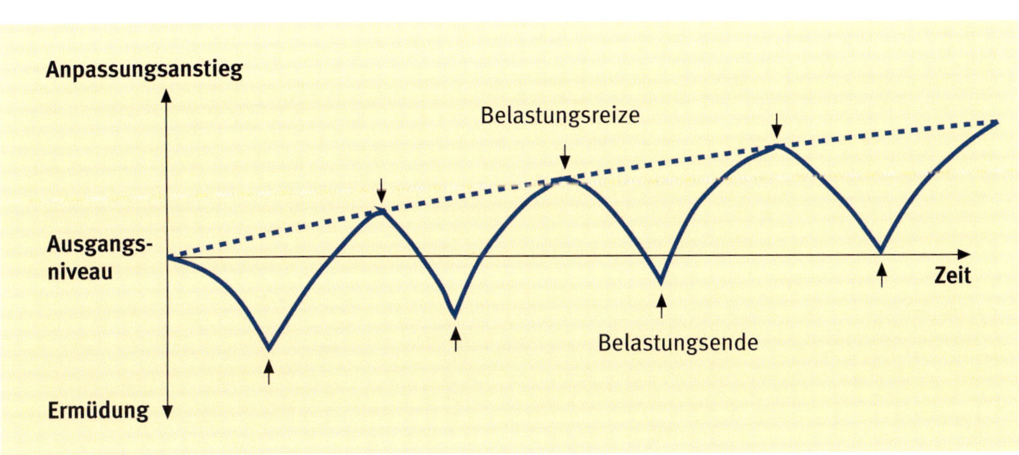

Zwischen den einzelnen Trainingseinheiten braucht der Körper Zeit, um sich zu erholen.

das Potenzial auf, um kommende Belastungen besser bewältigen zu können. Die nächste Trainingseinheit fällt uns dann schon leichter. Danach stellt sich der Körper wieder auf mehr Anforderungen ein, baut mehr Potenzial auf, bis wir wieder trainieren usw. So werden wir mit der Zeit immer fitter. Andererseits darf die Pause zwischen zwei Trainingsreizen nicht zu lang sein, da der Körper sonst »vergisst«, dass er nun mehr leisten muss. Sein Leistungsvermögen sackt wieder auf den Ausgangspegel oder noch weiter nach unten ab und wir fangen jedes Mal wieder von null an.

Aus all dem folgt:

- Der Körper braucht eine ausreichende Erholungsphase. Ist diese zu kurz, kann der Körper sich nicht auf ein höheres Leistungsniveau einstellen. Die Leistungsfähigkeit wird also nicht besser, sondern stagniert und es kann sogar zum Leistungsabfall kommen, man nennt das *Übertraining*.
- Man sollte die Belastung konstant variieren, damit der Trainingseffekt nicht irgendwann unwirksam wird. Das heißt, der Körper muss immer wieder neu gefordert werden, um sein Niveau auch steigern zu können.

Die Belastung nach und nach erhöhen

Den Körper immer wieder neu zu fordern und damit die Belastung zu erhöhen, kann auf unter-

Übertraining

Auf jeden Trainingsreiz folgt eine organische Anpassung und vegetative Regulation. Kommt es zu einer Störung oder zu einem Missverhältnis der Summe aller Belastungen und der aktuellen Erholungsfähigkeit könnte ein Übertraining eintreten. Die einzelnen Komponenten sind unabhängig vom Trainingszustand und gelten für den Hobby- wie für den Hochleistungssportler. Die Ursache des Übertrainings liegt häufig in der Missachtung des angemessenen Grundsatzes (zu häufiges Training pro Woche und/oder eine zu starke Steigerung des Wochenpensums), Verzicht auf zyklische Gestaltung oder ein zu hoher Anteil an intensiven oder anaeroben Belastungen (beispielsweise Wettkämpfe). Eine spezifische Therapie des Übertrainings existiert nicht und die einzig wirksame Maßnahme ist die Ausschaltung der Ursachen. Das bedeutet: Deutliche Reduzierung von Trainingsintensität und -umfang, eventuell bis hin zur Trainingspause. Eine allgemein verbindliche Dauer kann nicht vorausgesagt werden. Wichtig ist demnach, dass auf die Signale des Körpers (erhöhter Ruhepuls, schlechte Schlafqualität, Mattheit, verminderte Belastbarkeit, Leistungsabfall, schnelle Ermüdung) geachtet wird, um eine mehrere Monate dauernde Wiederherstellungsphase zu vermeiden.

schiedliche Weise geschehen. Neben der Möglichkeit, verschiedene Sportarten auszuüben, können Sie häufiger, länger und intensiver trainieren. Dabei gilt es folgende Prinzipien zu beachten:

- Steigern Sie zuerst die **Trainingshäufigkeit**. Doch gehen Sie sorgsam vor! Ihr Körper muss sich zuerst an das erhöhte Ausmaß der Belastung gewöhnen. Damit dies ohne Probleme geschehen kann, verteilen Sie die größere Belastung auf mehrere Einheiten. Beginnen Sie zuerst mit einer weiteren Einheit in der Woche. Wenn Sie also beispielsweise einmal in der Woche *Aqua-Fit*

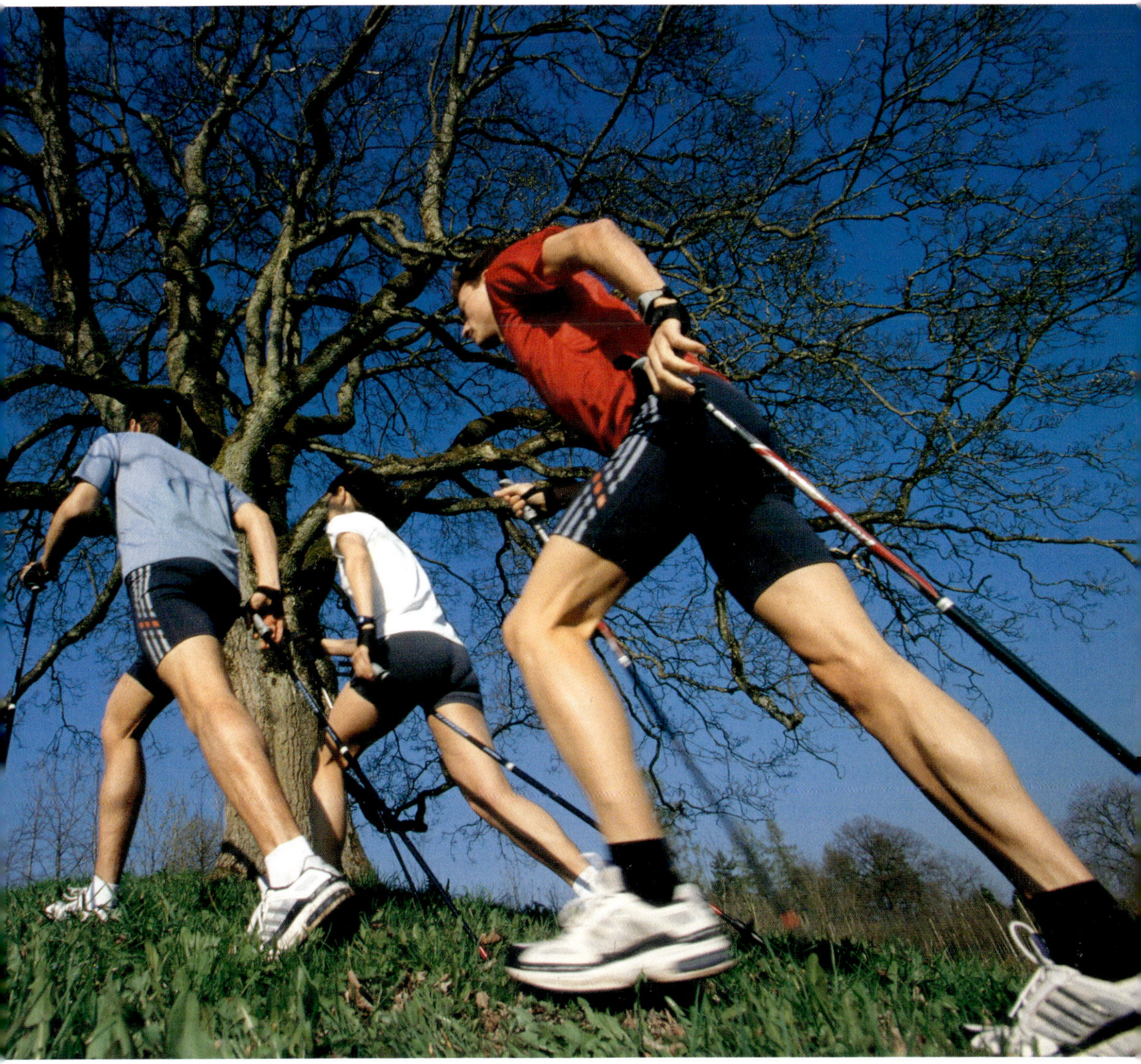

und zweimal Nordic Walking machen, gehen Sie an einem weiteren Tag schwimmen. Beginnen Sie mit wenigen Minuten und steigern Sie die Dauer, wenn Sie spüren, dass Sie sich jeweils gut erholen.

- Erhöhen Sie als Zweites die **Trainingsdauer**. Nachdem sich Ihr Körper an die Trainingshäufigkeit gewöhnt hat, können Sie die Dauer einzelner Einheiten steigern. Wenn Sie beispielsweise wie oben beschrieben vier Trainingseinheiten die Woche absolvieren – einmal *Aqua-Fit*, einmal schwimmen und zweimal Nordic Walking –, erhöhen Sie die Dauer einer Nordic-Walking-Tour jede Woche um zehn Minuten.
- Steigern Sie nun die **Trainingsintensität**. Spielen Sie erst jetzt, wenn Sie Trainingshäufigkeit und -dauer erhöht haben, mit dem Tempo. Jedoch nicht in allen Trainingseinheiten. Das Verhältnis zwischen ruhigen und intensiven

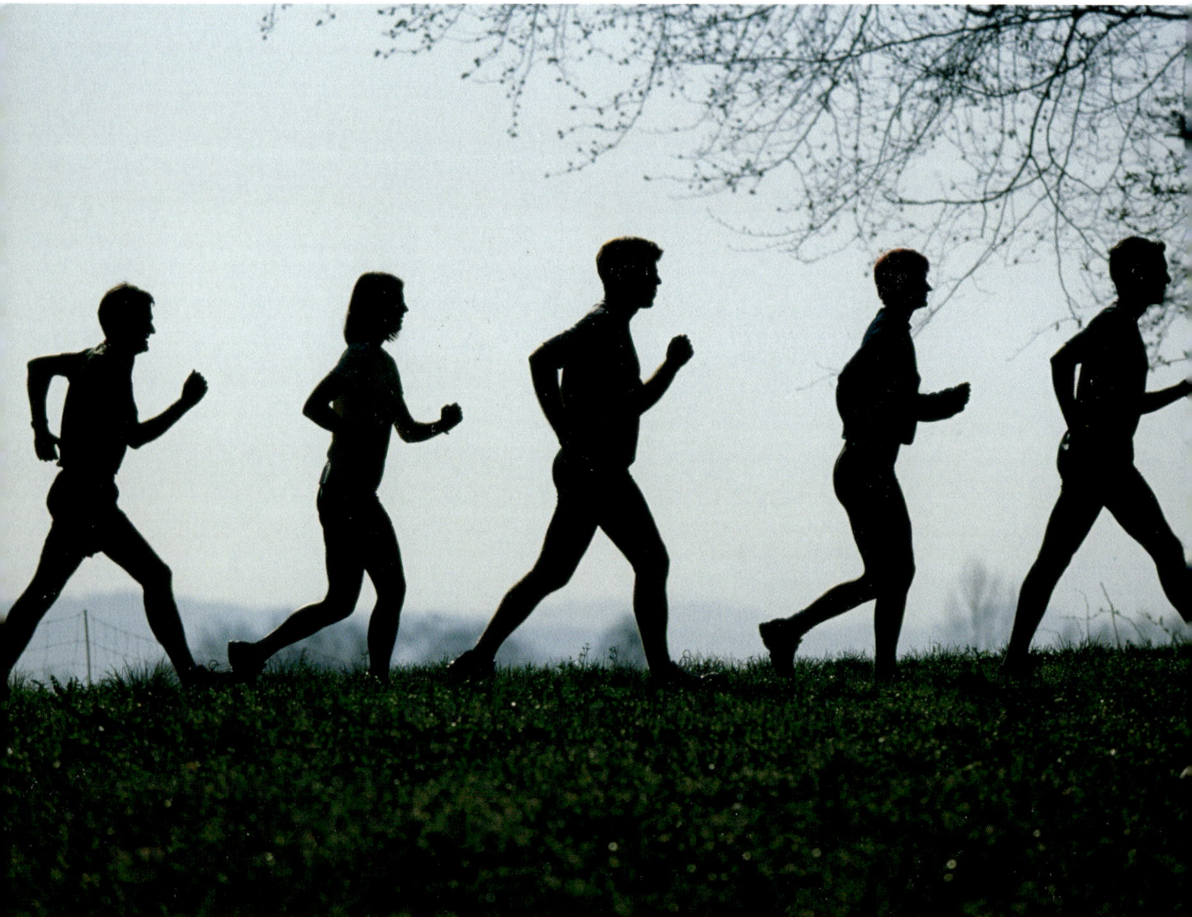

➤ Sanft und verletzungsfrei zu mehr Gesundheit

- ➤ Dreimal pro Woche 30 bis 45 Minuten sportliche Betätigung mit leichter bis mittlerer Intensität ist optimal für eine gute Gesundheit.
- ➤ Steigern Sie zuerst die Trainingshäufigkeit, dann die Trainingsdauer und erst am Schluss die Trainingsintensität.
- ➤ Verschiedene Sportarten führen zum Ziel. Achten Sie auch darauf, dass möglichst der ganze Körper an der Bewegung beteiligt ist.

Einheiten sollte 3:1 betragen. Die Basis bildet immer noch das Ausdauertraining mit leichter und mittlerer Intensität. Eine unserer vier beispielhaften Betätigungen darf nun aber mit hoher Intensität bestritten werden. So könnten Sie beispielsweise im *Aqua-Fit* ein Intervall machen, während Sie an den drei anderen Tagen mit ruhigem Tempo trainieren.

Den Körper umfassend fordern

Achten Sie bei Ihren sportlichen Tätigkeiten darauf, dass Sie möglichst den ganzen Körper fordern. Beim *Aqua-Fit* haben Sie durch die Kombination von Wassergymnastik und Deep Water Running ein Ganzkörpertraining, das fast alle Konditionsfaktoren einschließt. So beansprucht auch Nordic Walking den Körper umfassender als das normale Walking. Beim Nordic Walking kommen Stöcke zum Einsatz, wodurch hier praktisch jeder Muskel des Körpers in die Bewegung integriert ist. Dies hilft Ihnen, Kraft aufzubauen und das Herz-Kreislauf-System zu stärken.

Detaillierte Informationen finden Sie unter www.ryffel.ch

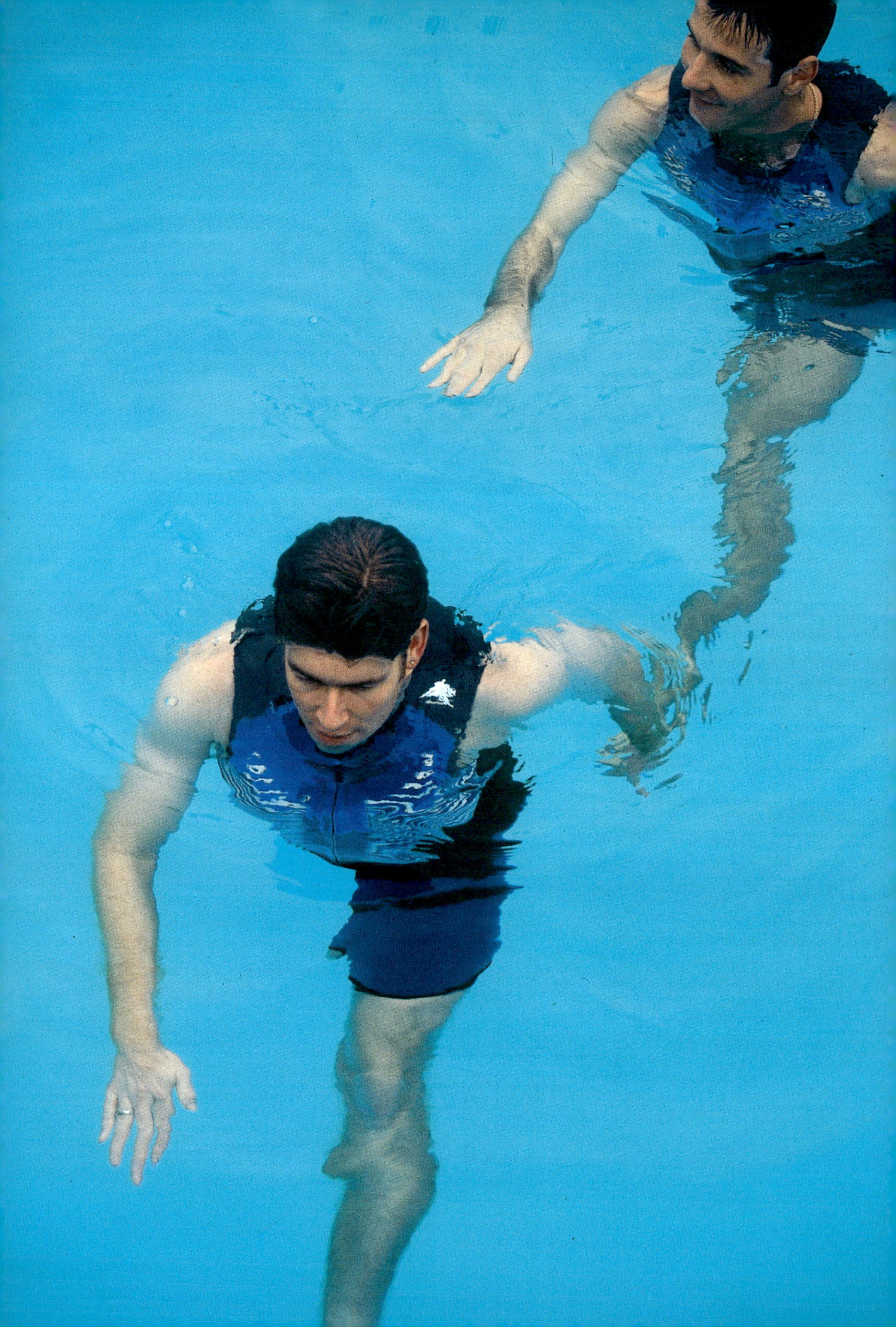

Training bei Verletzungen und Beschwerden

Auch wenn Sie verletzt, krank oder körperlich beeinträchtigt sind, zum Beispiel durch Gelenkschmerzen, können Sie mit *Aqua-Fit* Ihr Herz-Kreislauf-System stärken, Ihre Kondition verbessern und Ihre Muskeln trainieren. Während in der Wassergymnastik das Muskelkorsett aufgebaut oder erhalten wird, kann im Laufteil das Herz-Kreislauf-System und der Stoffwechsel gefördert werden.
Aqua-Fit ist bei sehr vielen Verletzungen und Beschwerden geeignet. Zum einen können verbreitete Krankheitsbilder wie Herz-Kreislauf-Probleme, Übergewicht, Diabetes mellitus, Schlaganfall, Rückenprobleme usw., die vor allem durch Bewegungsmangel ausgelöst werden, effizient angegangen werden.

➤ Diabetes Mellitus

Diabetes ist eine Stoffwechselerkrankung, an der sowohl Männer wie Frauen jeden Alters erkranken können: Die anhaltend überhöhten Blutzuckerwerte werden durch eine Störung im Blutzuckerregelkreis verursacht, die Schäden im Körpergewebe und an den Organen zur Folge haben können. Besonders davon betroffen sind Blutgefässe, Augen, Nerven, Herz, Nieren sowie Füße. Die Funktionstüchtigkeit einer Zelle hängt von der Energiezufuhr ab; dabei spielt Zucker (Glukose) als Lieferant eine entscheidende Rolle. Mit Hilfe von Insulin – ein von der Bauchspeicheldrüse produziertes Hormon – wird der Zucker über ein Art *Schlüssel-Schloss-Mechanismus* in die Zellen transportiert: Spezielle Bindungsstellen auf den Zellen (»Schloss«) verbinden sich mit dem Insulin (»Schlüssel«), die Zelle öffnet sich und Glukose kann in das Zellinnere gelangen.
Bei mangelhafter Insulinproduktion (Diabetes Typ 1) oder fehlender Wirksamkeit des Insulins (Diabetes Typ 2) steigt der Blutzuckerspiegel an. Alle Ursachen, die den Ausbruch des Typ-1-Diabetes auslösen, sind noch nicht vollständig bekannt. Sicher ist jedoch, dass sie genetisch oder immunologisch bedingt sind oder durch einen Virus ausgelöst werden. Der Typ-2-Diabetes wird bei entsprechend genetischer Veranlagung – wie beispielsweise durch die Eltern – vor allem durch permanenten Bewe-

Für jede Sportart, in der die Laufbewegung eine zentrale Rolle spielt, ist *Aqua-Fit* bei Verletzungen die optimale Trainingsform.

gungsmangel und kalorienreiche Ernährung ohne Ballaststoffe verursacht. Das erste erkennbare Symptom, das jedoch meistens übersehen wird, ist die übermässige Zunahme des Körpergewichts (und der damit verbundene Bauchumfang. Durch diese Entwicklung entsteht eine Insulinresistenz: Das körpereigene Insulin kann nicht mehr umfassend wirken und es sammelt sich zu viel Zucker im Blut an; dies hat die dauerhafte Schädigung der Blutgefässe und aller Organe wie Herz und Nieren zur Folge. Vermehrte körperliche Aktivität und eine gesunde, kalorienbewusste Ernährung können uns weitgehend vor der Erkrankung an dem Typ-2-Diabetes bewahren. Selbst bereits erkrankte Personen können sich durch regelmässiges Training, Ernährungsumstellung und – falls erforderlich – mit Hilfe von Medikamenten vor den Folgeschäden des Diabetes schützen.

Anderseits gibt es Verletzungen, die durch Überlastungen hervorgerufen werden oder die Folge eines Traumas sind. Hier liegt der große Vorteil von *Aqua-Fit* darin, dass durch den fehlenden Bodenkontakt und die Wassereigenschaften das normale Training wieder ermöglicht wird, und durch die Bewegung der Heilungsprozess beschleunigt oder zumindest positiv beeinflusst werden kann. Für Sportler heißt das, dass die Zwangspause keine komplette Unterbrechung bedeutet, sondern nur eine Unterbrechung des gewohnten Trainingsalltags.
Im Nachfolgenden finden Sie eine Auflistung von Verletzungen und Beschwerden, bei denen ein *Aqua-Fit*-Training sinnvoll sein könnte. Die genaue Dosierung und die Entscheidung, welches Bewegungsmuster oder welche Schrittform bei schwer wiegenden Verletzungen möglich oder unmöglich ist, muss im Einzelfall eine medizinische Fachperson entscheiden.

Achillessehnenreizung

Unter Achillessehnenreizung versteht man Überlastungsschäden der großen Sehne, die Wadenmuskulatur und Fuß miteinander verbindet. Dahinter verbirgt sich eines der schwierigsten Probleme der Sporttraumatologie. Die möglichen Ursachen sind so vielschichtig, dass hier nur eine stichwortartige Aufzählung möglich ist.

- Fußfehlstatik (wie Knick-Senkfuß oder Hohlfuß)
- Beinachsenfehler (wie starkes O- oder X-Bein)
- Verkürzungen der Wadenmuskulatur (Zwillingswadenmuskel, Schollenmuskel)
- Beinlängendifferenz
- Traumatische Gründe (Umknicken im Sprunggelenk, Fouls beim Mannschaftssport usw.)
- Falsche (zum Beispiel nicht passende) Sportschuhe
- Keine Standphase beim aktiven Laufstil (Ferse wird nicht abgesetzt)

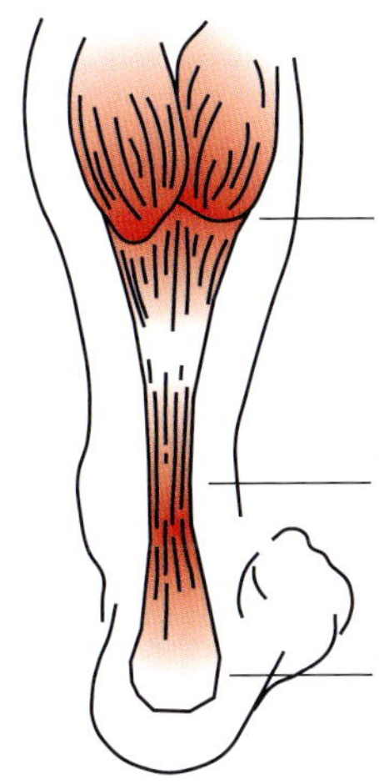

Sprechen Sie sich bei ernsten Verletzungen und Erkrankungen auf jeden Fall mit Ihrem Arzt ab, bevor Sie mit den *Aqua-Fit*-Übungen beginnen.

➠ Der Einsatz von *Aqua-Fit* ist hier sehr sinnvoll. Im Bereich der Wassergymnastik können Sie praktisch alles machen, doch im Deep Water Running müssen Sie vorsichtig und nach Absprache mit Ihrem Arzt oder Therapeuten herausfinden, wie belastbar Ihre Sehne ist. Unter Umständen müssen Sie die Flex-Point-Bewegung weglassen und sich auf den Skipping-Schritt und den Walking-Schritt mit ständiger Flex-Haltung der Füße beschränken.

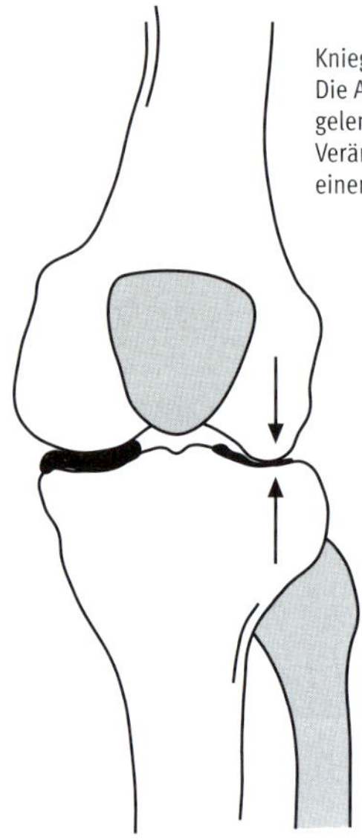

Kniegelenk unter Belastung. Die Außenseite des Kniegelenks (siehe Pfeil) zeigt Veränderungen im Sinne einer Arthrose.

Arthrose (Gelenkverschleiß)

Der Mensch hält nicht ewig. Auch im Falle der Gelenke ist ein Abnutzungsprozess unvermeidlich. Man geht davon aus, dass jeder Mensch jenseits des 30. Lebensjahres mindestens ein arthrotisch verändertes Gelenk aufweist. Genetische Veranlagung, Statik/Körperbau, Ausprägung der Muskulatur, Körpergewicht, Art der Ernährung usw. sind Ursachen für den Gelenkverschleiß (siehe auch Seite 140, »O-Bein-Arthrose«). Doch in wesentlichem Maße mitbestimmend für die Geschwindigkeit des altersbedingten Funktionsverlustes ist der Umgang des Menschen mit seinen Gelenken, das heißt sein berufliches, gegebenenfalls sportliches Belastungsprofil, also die typischen, immer wieder auftretenden Bewegungsmuster.

➠ Regelmäßige Bewegung fördert die Durchblutung und Ernährung der Gelenke und sorgt nicht zuletzt auch für eine Senkung der Viskosität (Zähflüssigkeit) der Gelenkflüssigkeit. *Aqua-Fit* eignet sich demnach zur Vorbeugung von Arthrose. Es ist aber auch und vor allem eine gute Trainingsform, wenn Probleme akut sind, wenn also das Tragen des eigenen Körpergewichts und Belastungen Probleme an den Tag bringen.

Bandscheibenprobleme

Die modernen Lebensgewohnheiten sind sicher ein Hauptgrund dafür, dass so viele Menschen Probleme mit den Bandscheiben haben. Stundenlanges Sitzen führt zu einer dauerhaften Entlastung – und damit Schwächung – des Muskelkorsetts. Zusammen mit der meist ungünstigen Körperhaltung (hohe Druckbelastung der Wirbel und Bandscheiben) wirkt sich dies auf Dauer sehr ungünstig auf unseren Rücken aus (siehe auch Lumbalgie 138).

Bandscheibenprobleme können sich durch Rückenbeschwerden ankündigen. Vorbeugung ist wichtig!

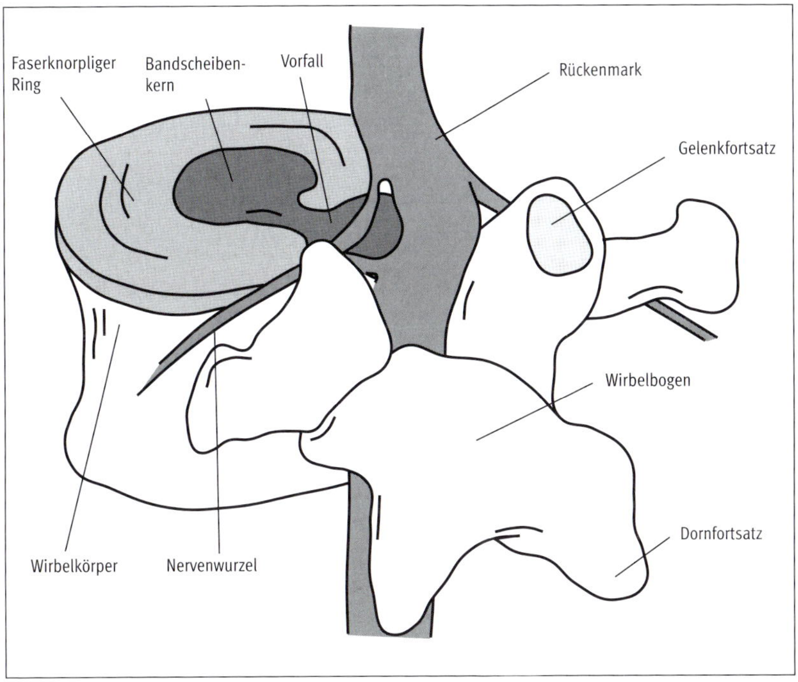

➠ *Aqua-Fit* ist bei Bandscheibenproblemen sehr zu empfehlen. Durch den Auftrieb erfährt der Körper eine 90-prozentige Entlastung, was Schmerzen verschwinden lässt und Bewegung möglich macht, wodurch Sie den Teufelskreis von Schmerzen und Schonung durchbrechen können. Achten Sie bei der Wassergymnastik auf kontrollierte Bewegungen; beginnen Sie beim Deep Water Running mit kleiner Schrittgröße.

Ab Seite 147 haben wir am Beispiel des Ermüdungsbruchs dargestellt, wie ein *Aqua-Fit*-Training während der Verletzungs- und Übergangsperiode aussehen kann.

Ermüdungsbruch

Der menschliche Knochen bildet das Skelett, ein inneres Gerüst des Körpers. Er ist dabei erstaunlicherweise ein höchst aktives Gewebe. Unbemerkt finden ständige Umbauprozesse statt, die im Idealfall beim Erwachsenen ein Gleichgewicht aus ständigem Knochenabbau und -aufbau aufrechterhalten. Äußere Einflüsse können die Knochenmasse kräftigen (zum Beispiel die natürliche Belastung durch das Körpergewicht beim Gehen, Stehen, Laufen), aber auch empfindlich schwächen (zum Beispiel die Entlastung eines Beines nach Operation oder Unfall). Ständig wiederkehrende Fehlbelastungen können den geregelten Auf- und Abbau des Knochens stören. Treffen diese Fehlbelastungen (zum Beispiel ausgelöst durch nicht passende Laufschuhe, schlechten Laufstil, schlechtes Gelände usw.) auf einen geschwächten Knochen, kann sich ein Ermüdungsbruch, auch *Stressfraktur* genannt, entwickeln. Erstes und meist einziges Symptom für einen Ermüdungsbruch ist der Schmerz, der charakteristischerweise während des Laufens nicht nachlässt, anders als beispielsweise bei den häufigeren Überlastungsreaktionen Achillessehnenreizung (siehe 129) oder Sehnenansatzreizung (siehe 141).

➠ *Aqua-Fit* bietet sich als die ideale alternative Trainingsform an. Durch die fehlenden Belastungen können Sie vom ersten Tag an das Training ins Wasser verlegen.

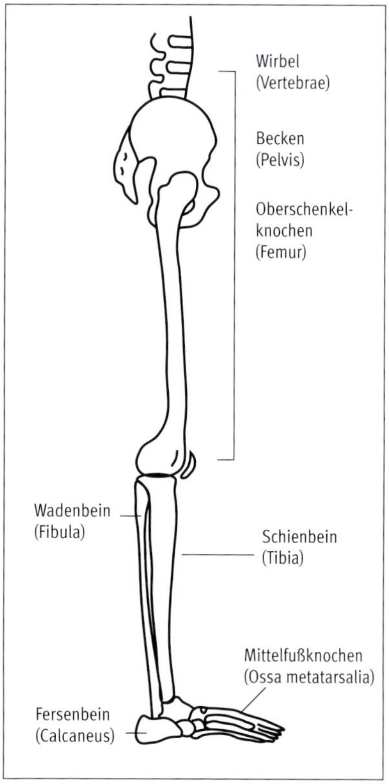

Fersensporn

Unter Fersensporn verstehen wir eine dornartige, knöcherne Ausziehung des Fersenbeines, die in zweierlei Form auftreten kann: entweder dorsal am oberen Rand des Fersenbeines, wo die Achillessehne endet, oder plantar an der Fußsohle, am Ursprung der Zehenbeugemuskulatur. Ein Fersensporn ist die Folge lang anhaltender und wiederholter (chronischer) Zugbelastungen der entsprechenden Sehnen, beispielsweise durch mangelndes Dehnen oder Tragen von zu kurzen Schuhen.

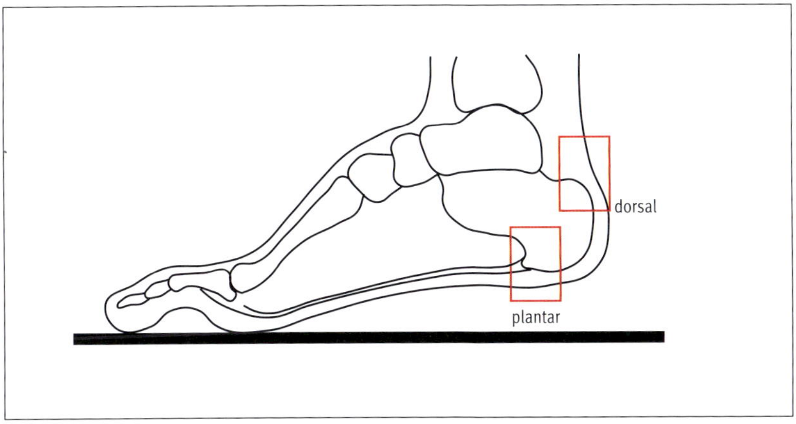

➠ Der stechende Schmerz entfällt durch den fehlenden Bodenkontakt beim *Aqua-Fit* gänzlich. Sie haben also die Möglichkeit, Ihr Trainingsprogramm weiterzuführen und der überlasteten Stelle die nötige Entlastung und Ruhe zu geben.

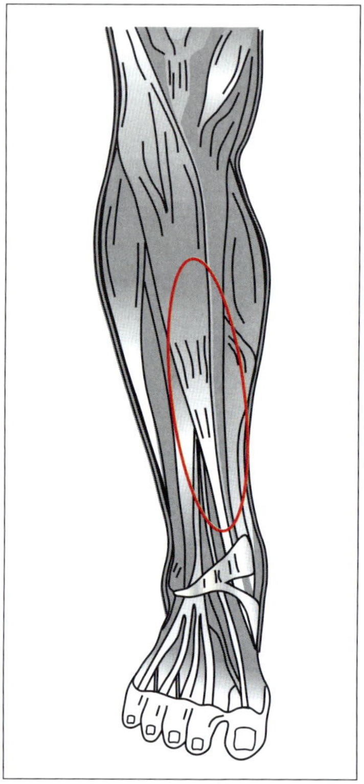

Knochenhautentzündung

Die Knochenhautentzündung tritt häufig bei Sportlern auf, die intensives Training auf harten Unterlagen durchführen, zum Beispiel Hallensportler oder Leichtathleten, die mit Stachelschuhen auf der Laufbahn laufen. Die Entzündung resultiert aus einer Überlastung der Strukturen und kann äußerst schmerzhaft sein. Im Gegensatz zu den Symptomen beim Ermüdungsbruch (siehe 132) verschwinden hier die Schmerzen nach einigen Minuten des Aufwärmens.

➠ Das Wassertraining ist bei diesem Überlastungssyndrom sehr sinnvoll, weil die Muskulatur und Sehnenansätze entlastet werden. Die Massagewirkung des Wassers hat zudem einen angenehmen Effekt auf die Muskulatur.

Knorpelschaden

Der Knorpelschaden stellt eine schwere Gelenkveränderung dar, die eine Sportlerkarriere gefährden kann. Denn der Knorpelschaden ist in der Regel die Vorstufe zur Arthrose (siehe dort), dem weitgehenden Funktionsverlust des betroffenen Gelenkes. Jedes Gelenk im menschlichen Körper ist ein extrem belastbares, gleichwohl höchst sensibles Bewegungssystem, das vor allem auf Störungen seiner dreidimensionalen Gelenkmechanik – im Kniegelenk zum Beispiel einer komplizierten Kombination von Roll- und Gleitbewegungen – empfindlich reagiert. Nicht selten liegt die Ursache für einen Knorpelschaden in wiederholten Fehlbelastungen, die auf Beinachsenabweichungen (O- oder X-Bein) oder Beinlängendifferenzen, Übergewicht, muskuläre Verkürzungen oder Abschwächungen oder auch nur eine schlechte Bewegungstechnik zurückzuführen sein können. Dementsprechend haben Dauerbelastungen nach heutigen Erkenntnissen keine nachhaltigen Schäden der Gelenkoberflächen zur Folge, wenn Statik, Bewegungsmechanik und Trainingsmethodik in Ordnung sind. Nicht der Umfang, wohl aber die Art der Ausführung einer Ausdauerbelastung kann zur Arthrose führen. Bei gestörten Bewegungsverhältnissen ist die ehemals ideal glatte, spiegelnde Knorpeloberfläche zunächst oberflächlich erweicht oder ein wenig rau, was im weiteren Verlauf tiefer in die Knorpelsubstanz hineinreichen und zuletzt sogar den darunter liegenden Knochen freilegen kann.

Bei anhaltenden Gelenkbeschwerden sollten Sie einen Arzt konsultieren.

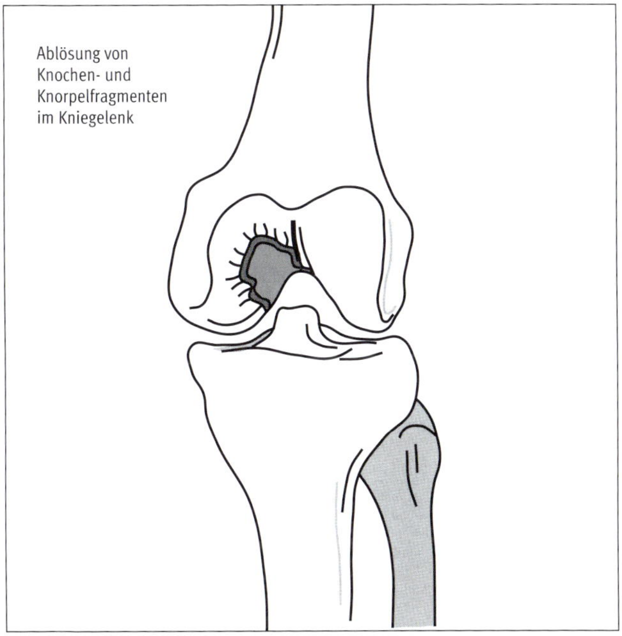

➠ Frühzeitige, intensive Rehabilitationsmaßnahmen nach (Sport-)Unfällen sind sehr wichtig, um Spätschäden zu verhindern. Dasselbe gilt auch vorbeugend. Gelenke ermöglichen Bewegung und optimale Bewegung stellt die Funktion der Gelenke sicher. Insofern ist *Aqua-Fit* im Allgemeinen und Deep Water Running im Speziellen bestens geeignet, weil dabei das natürliche Bewegungsmuster wie kaum sonst auf schonende Art und Weise geschult werden kann.

Kompartmentsyndrom (= Logensyndrom)

Die Muskeln an Armen und Beinen werden durch derbe Faszienhüllen in so genannte *Logen* zu Gruppen zusammengefasst. Am Unterschenkel gibt es beispielsweise vier Logen für die Wadenmuskulatur, die tiefe (Zehen-)Beugemuskulatur, die so genannte Peronealmuskulatur an der Unterschenkelaußenseite und die Schienbeinmuskulatur an der Unterschenkelvorderseite. Diese Hüllen kann man sich als nicht dehnbare Strümpfe vorstellen, die unter anderem für die äußere Form der Muskulatur verantwortlich sind. Kommt es zu einer Schwellung der Muskulatur (beispielsweise ausgelöst durch eine Prellung), nimmt der Druck innerhalb der Loge zu, was eine Störung der Durchblutung nach sich ziehen kann. Schmerzen und Schwellung der Wade sowie Taubheitsgefühl im Fuß können erste Symptome sein.

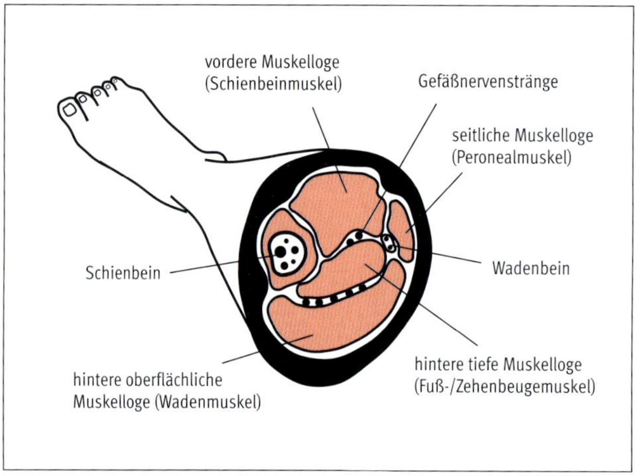

➠ Das Wasser hat wohltuende Wirkung. Einerseits senkt es den Muskeltonus, anderseits ist die Belastung auf die Unterschenkelmuskulatur durch die fehlenden exzentrischen Belastungen geringer, was Sie Ihr Training ganz normal durchführen lässt.

Kreuzbandriss (X-Band-Ruptur)

Der Riss des vorderen Kreuzbandes ist eine der schwersten Verletzungen des Kniegelenks überhaupt. Vorderes und hinteres Kreuzband befinden sich im Innern des Gelenkraums (von außen nicht sicht- oder tastbar) und gehören zu seinen wichtigsten Strukturen. Vordergründig verhindern sie Falschbewegungen zwischen Unterschenkel (Schienbein) und Oberschenkel, insbesondere, dass sich der Unterschenkel nicht gegen den Oberschenkel nach vorn oder hinten verschiebt. Zusätzlich kommt den Kreuzbändern noch eine ganz entscheidende Funktion bei der Beugung und Streckung des Kniegelenks zu (siehe auch Sehnenriss 142).

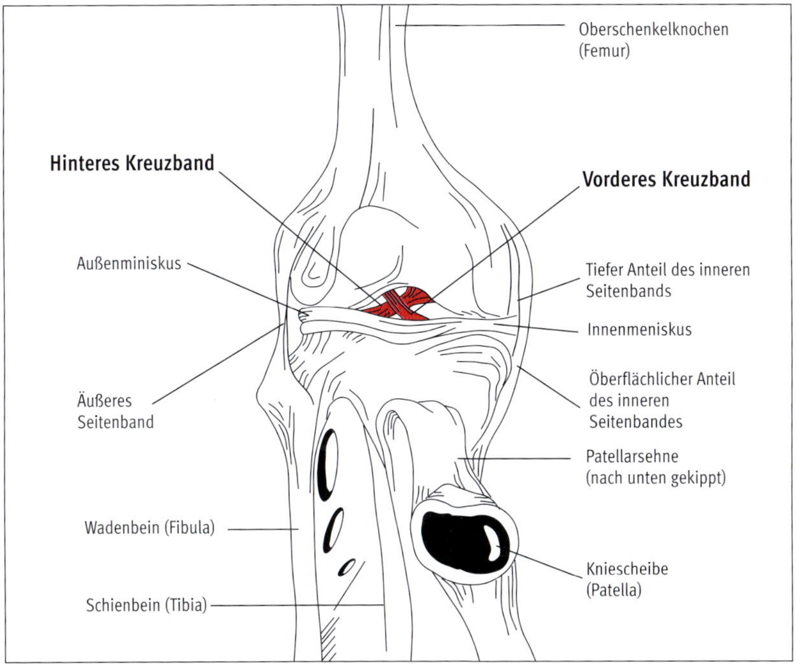

➡ Heftige, ruckartige oder mit hohem Krafteinsatz verbundene Trainingsformen und Bewegungen (Kicken) sind nach der Operation unangebracht. Für die volle Regeneration muss das Training über Monate hinweg konsequent aufgebaut werden. *Aqua-Fit* eignet sich hierbei bestens, weil durch den Wasserwiderstand die Bewegungen verlangsamt sind und auf schonende Art und Weise alle Konditionsfaktoren gefördert werden können.

Lumbalgie

Lumbalgie bedeutet »Lendenschmerz« und ist eine von zahllosen Bezeichnungen für ein Problem, welches heutzutage fast jeden Menschen früher oder später einmal ereilt: den Rückenschmerz. Oft wird argumentiert, dass die Rückenschmerzen quasi ein Opfer seien, welches wir für den aufrechten Gang zu entrichten hätten. Falsch: Die Ursache ist unser bewegungsarmer Lebensstil beziehungsweise das Sitzen. Sitzen macht schlapp (beispielsweise die Rumpfmuskulatur), Sitzen macht dick, Sitzen führt zu hohen Belastungen der unteren Lendenwirbelsäule. Bewegung (Laufen) ist unverzichtbar, aber in vielen Fällen nicht ausreichend. Die richtige Haltung spielt ebenfalls eine Rolle. Durch Veränderung unseres Laufstils hin zum aktiven Laufen können wir die natürliche Haltung des Rumpfes provozieren: Das Becken kippt nach vorn, das natürliche Hohlkreuz kommt wieder zum Vorschein, die Brust hebt sich.

➡ Die verschiedenen Schrittformen im Deep Water Running lassen uns das natürliche, bei allen gespeicherte Bewegungsmuster wieder erleben. Die Muskulatur wird auf sanfte Weise gefördert und gefordert.

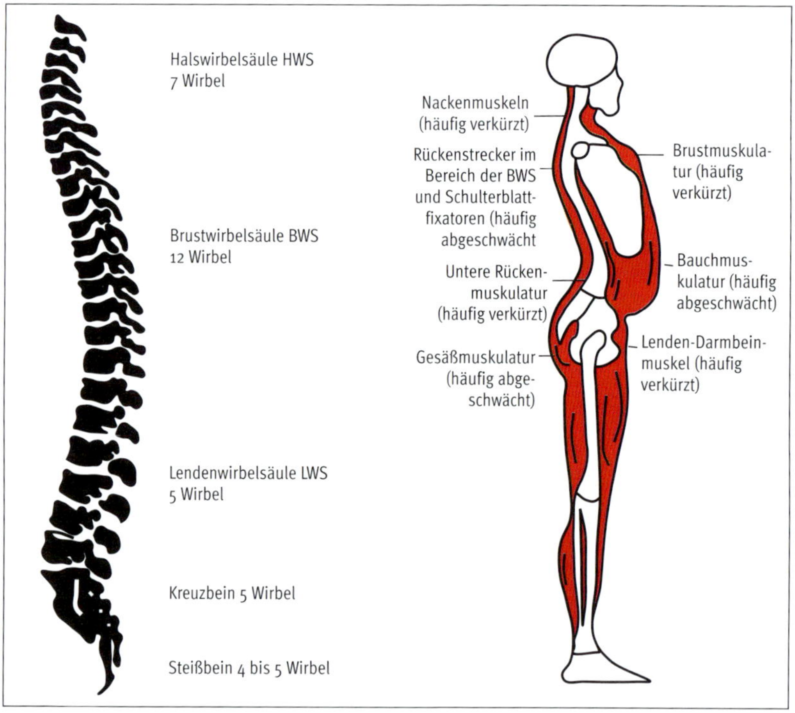

Meniskusverletzungen

Die Menisken sind zwei unscheinbare, gleichwohl höchst bedeutsame, c-förmige Gebilde im Kniegelenk. Ihre Konsistenz entspricht der eines modernen Radiergummis. Die Funktion der Menisken erklärt sich aus der Form des Kniegelenkes: Auf einer weitgehend planen Unterlage (Schienbeinkopf) bewegt sich der Oberschenkel in alle Richtungen. Die Menisken vergrößern durch ihre nachgiebige Beschaffenheit die Fläche, die den Druck zwischen Ober- und Unterschenkel auffängt. Die Menisken altern im Lauf der Zeit und durch die Belastungen, denen das Knie im Leben eines Menschen ausgesetzt ist. Sie verlieren ihre Elastizität, werden spröde und verletzungsanfälliger. Zur beschleunigten Meniskusalterung tragen außerdem Fehlbelastungen bei, die sich durch Beinachsenfehlstellungen ergeben können.

➠ Mit *Aqua-Fit* und dem natürlichen Bewegungsablauf stärken Sie die Muskulatur und stellen die Funktion der Gelenke sicher.

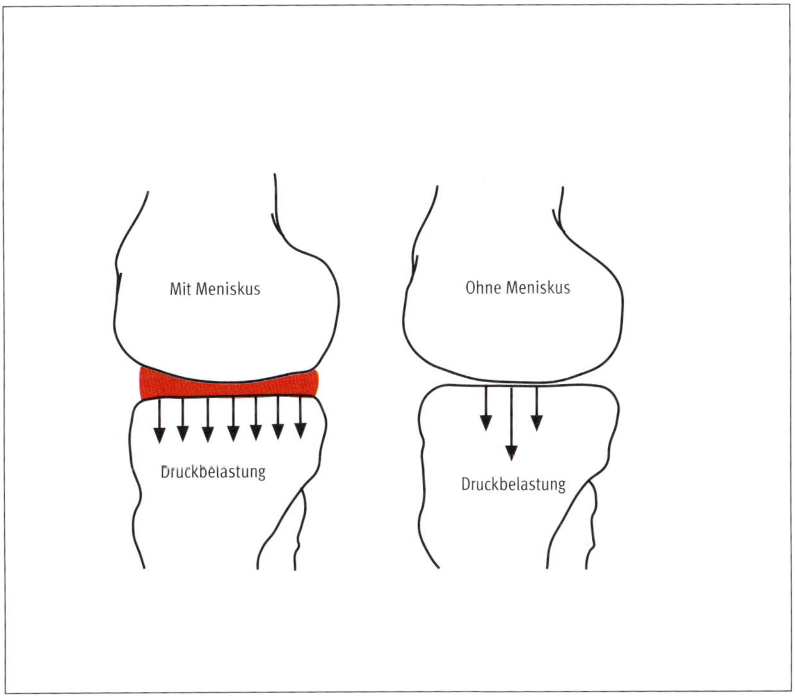

O-Bein-Arthrose

Im Laufe eines Sportlerlebens müssen die Beine vieles ertragen. Solange die Statik und der Laufstil stimmen, ist das kein gravierendes Problem. Wenn aber Auffälligkeiten vorliegen, beispielsweise eine Beinachsenabweichung im Sinne von »O« oder »X«, kann regelmäßiges sportliches Training dafür verantwortlich sein, dass die Belastungsgrenze der Gelenke überschritten wird. Die Folge können so genannte degenerative Veränderungen der Menisken, der Gelenkoberflächen wie auch der darunter liegenden Knochenschichten sein. Die Diagnose des Arztes lautet dann irgendwann: Arthrose (siehe 130).

➠ Das abrupte Abbrechen jeglicher Form körperlicher Aktivität ist sicherlich nicht die richtige Konsequenz. »Wer rastet, der rostet« hat in Bezug auf Gelenkprobleme eine ganz besondere Bedeutung. Bewegung ist lebenswichtig und funktionserhaltend für jedes Gelenk. Es empfiehlt sich also der Umstieg auf gelenkschonende Sportarten und *Aqua-Fit* bietet sich da bestens an.

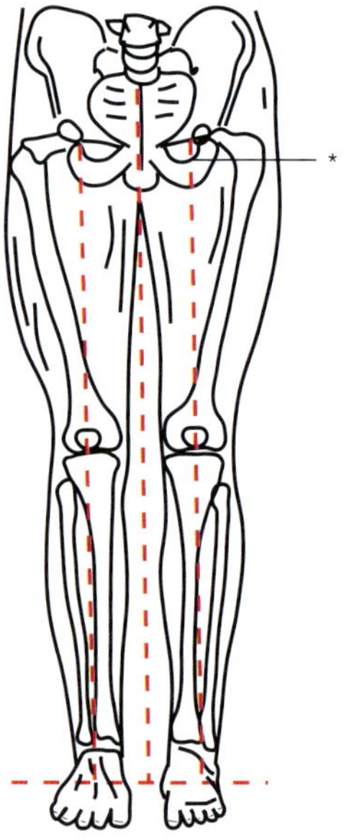

Stimmt die Statik, stehen die Gelenke übereinander

Sehnenansatzreizung (Insertionstendopathie)

Jeder Muskel des menschlichen Körpers erstreckt sich zwischen seinen Aufhängungspunkten, zieht also von einem so genannten Ursprung zum Ansatz. Auf beide Endpunkte wirken Kräfte. Besonders belastend wirkt die so genannte exzentrische Form der Muskelanspannung. Wesentliche Gründe für die Entstehung von Überlastungserscheinungen am Bewegungsapparat sind Größe, Richtung und Häufigkeit einer einwirkenden Kraft. Die häufigsten Sehnenansatzreizungen finden sich naturgemäß dort, wo die mechanische Beanspruchung am höchsten ist, so beispielsweise beim Läufer an der Kniescheibenspitze (Ursprung der Kniescheibensehne).

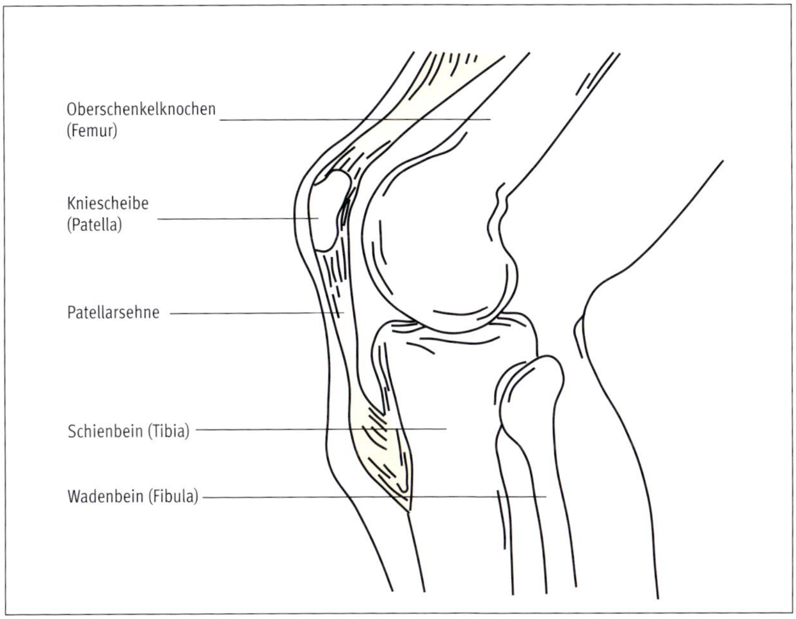

➠ Um diesen oft langwierigen, schmerzhaften Veränderungen zu begegnen, sollten Sie erstens auf eine gute Technik achten und sich zweitens vor so genannten neuromuskulären Dysbalancen (Ungleichgewicht) hüten. Das Wasser ist dafür das ideale Element. Einerseits können Sie beim Deep Water Running die Technik verbessern, anderseits wird Ihre Muskulatur gleichmäßig gefördert, weil bei jeder Bewegung die Agonisten und Antagonisten gekräftigt werden. Beispielsweise werden bei der Zugphase die gesamte dorsale Kette (rückwärtige Muskeln) gekräftigt und die vorderen Muskeln aktiv gedehnt und umgekehrt.

Sehnenriss

Eine völlig gesunde Sehne ist so belastbar, dass sie nur nach einer extremen Krafteinwirkung von außen, beispielsweise einem Unfall oder einem vergleichbaren Trauma, reißt. Wird der Riss hingegen durch eine heftige, ruckartige Bewegung ausgelöst, gar noch ohne äußeren Anlass, muss eine Degeneration der Sehne, also eine Abnutzung und Schwächung, vorausgegangen sein.

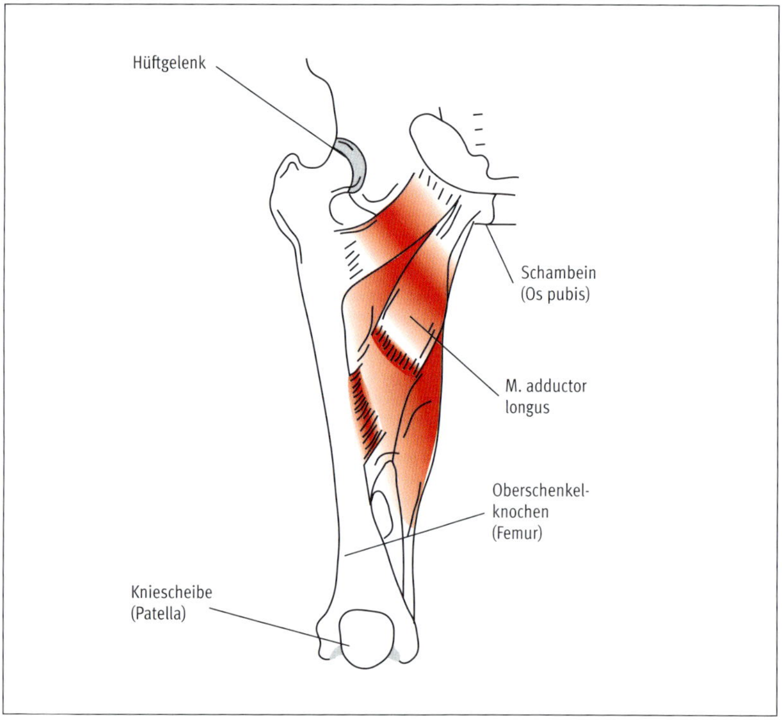

➠ Deep Water Running ist in der Rehabilitation eines Sehnenrisses sehr sinnvoll, um die Funktionen der benachbarten Regionen (Gelenke, Muskeln) zu erhalten und die verletzte Sehne mit dem entsprechenden Muskel wieder aufzubauen. Die regelmäßige Absprache mit dem betreuenden Arzt oder Physiotherapeuten ist aber ein Muss.

Trochanter major Friktionssyndrom

Dies ist die Fachbezeichnung für »durch Reibung ausgelöste Beschwerden am großen Rollhügel des Oberschenkels«. Bei schwacher Gesäßmuskulatur kann es beim Laufen zu Überlastungserscheinungen kommen, wenn die Stabilisierung des Beckens zum jeweiligen Standbein nicht mehr gelingt. In solchen Fällen empfehlen sich folgende Gegenmaßnahmen:

- Die Belastung reduzieren: lieber häufiger und kürzer trainieren und eventuell auf *Aqua-Fit* und weitere sanfte Sportarten umsatteln
- Lokale entzündungshemmende Maßnahmen
- Die Gesäßmuskulatur kräftigen

➠ *Aqua-Fit* eignet sich gut, weil der Gesäßmuskel gestärkt wird und das Becken anders als an Land weniger stabilisiert werden muss. Die Laufbewegung kann also im Wasser korrekt durchgeführt werden, was Sie vor weiteren (Überlastungs-) Problemen schützt.

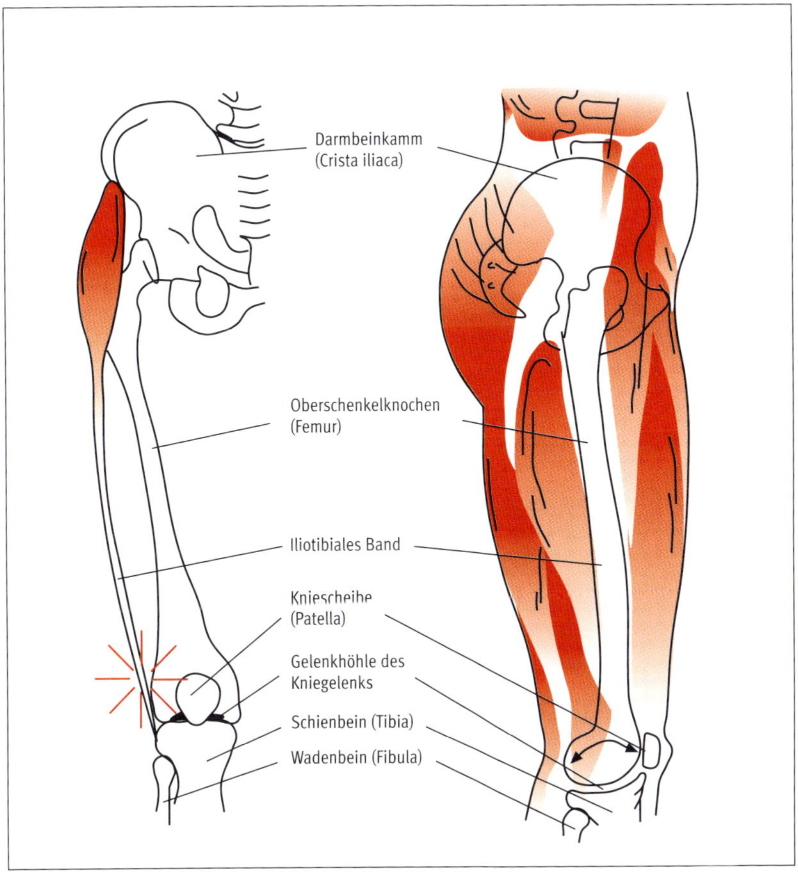

Venenerkrankung

Sanfte Sportarten sind bei akuten Venenbeschwerden sehr hilfreich.

Krampfadern stellen eine schwer wiegende Beeinträchtigung der Venenfunktion dar. Gesunde, funktionsfähige Venen sind als so genanntes Niederdrucksystem im menschlichen Gefäßkreislauf in der Lage, große Mengen Blut zu speichern und zu transportieren. Durch den Druck der umgebenden Muskeln wird das Blut durch die Venen gepumpt, die Venenklappen (= Ventile) sorgen dafür, dass das Blut nur in eine Richtung fließt – zum Herzen zurück. Bei schlechter Muskulatur, schwachem Bindegewebe und ungünstigem Belastungsprofil (langes Sitzen mit angewinkelten Beinen, langes regungsloses Stehen) kann es zum Defekt einzelner Venenklappen kommen. Ist erst einmal eine Venenklappe betroffen, wächst der Druck auf die nächsttiefere, die dadurch ebenfalls überlastet wird usw.

➠ *Aqua-Fit* ist bei Venenerkrankungen bestens geeignet. Die Bewegung bringt buchstäblich das Blut in Wallung, aktiviert die Beinmuskulatur und ist somit Venentraining. Der äußere Druck des Wassers (hydrostatischer Druck) fördert den venösen Rückstrom, was sich wie Stützstrümpfe auswirkt.

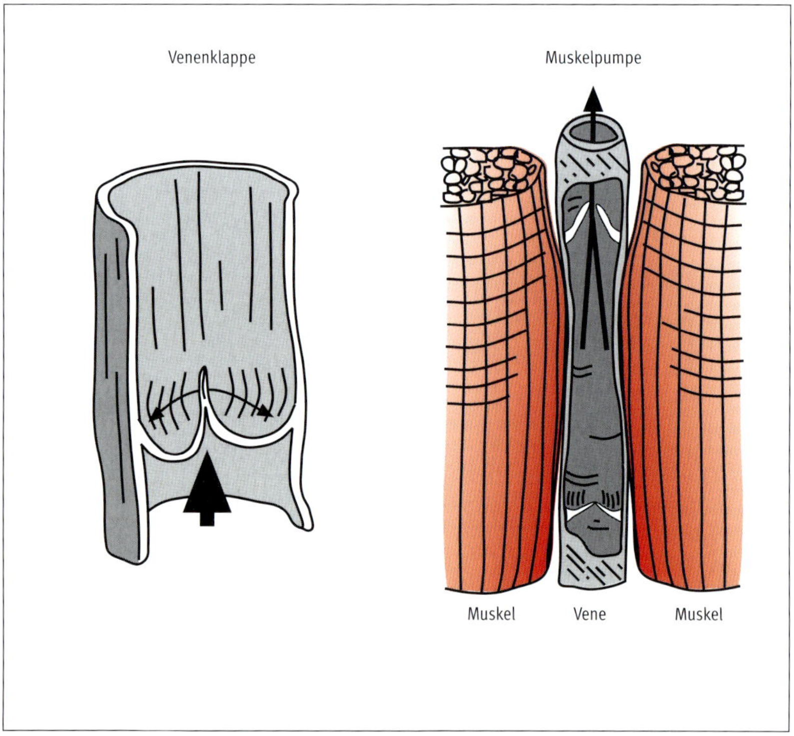

Verstauchung (Umknicken, Distorsion)

Das obere Sprunggelenk ist ein Scharniergelenk, in dem die Auf- und Abbewegungen des Fußes (Fuß nach oben ziehen, Fuß nach unten strecken) um eine fest definierte Gelenkachse erfolgen. Die Bewegung wird vor allem durch den seitlichen Kapsel-Bandapparat gesichert, der unterhalb von Innen- und Außenknöchel verläuft. Bei der Distorsion knickt der Fuß nach außen. Normalerweise wird diese Bewegung durch den Kapsel-Bandapparat an der Außenseite des Sprunggelenks gehemmt, ist die Krafteinwirkung zu vehement, kann es zur Überdehnung oder gar zum Zerreißen der Bänder kommen. Eine derartige Verletzung ist keine Bagatelle, auch wenn nach einigen Tagen die Schwellung zurückgehen mag. Die Gefahr liegt in einer langfristigen Instabilität des Sprunggelenks mit unangenehmen Folgen bis hin zur Arthrose (siehe 129).

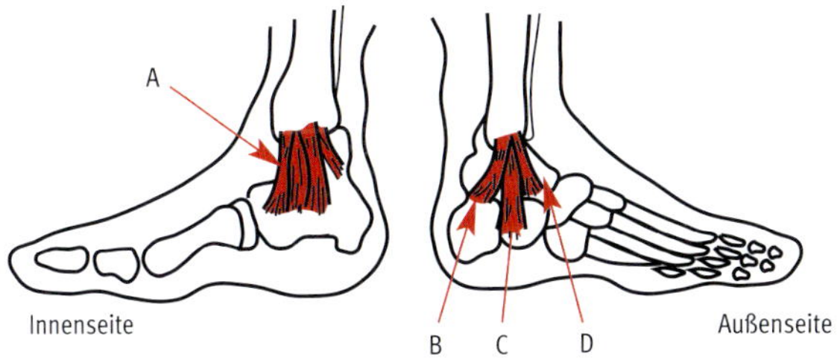

A Ligamentum deltoideum
B Ligamentum talofibulare posterius
C Ligamentum calcaneofibulare
D Ligamentum talofibulare anterius

➡ Der Organismus benötigt im akuten Fall etwa sechs Wochen, bis die Verletzung völlig ausgeheilt ist. In dieser Phase sollte das obere Sprunggelenk nicht bewegt werden – wohl aber der Rest des Beines! Die Bewegung im Wasser ist hier durchaus sinnvoll. Man sollte das betroffene Gelenk mit einer elastischen Binde oder einer Schiene sichern und darauf achten, dass das obere Sprunggelenk konsequent ruhig gestellt ist. Die Flex-Point-Bewegung ist also verboten, Skipping-Schritt und Walking-Schritt sind aber durchaus machbar.

Zerrungen

Eine Zerrung ist eine Akutverletzung der Muskelfasern (Riss von einem Anteil Muskelfasern). Die Verletzung spielt sich in der Mikrostruktur des Muskels ab und schränkt die Bewegung schmerzhaft ein.

➠ Ausgleichssportarten ermöglichen oft schon ein leichtes Training, auch wenn es ansonsten noch klemmt. Erlaubt ist aber nur, was keine Schmerzen bereitet. Die sanften Bewegungen im *Aqua-Fit* und der Massageeffekt des Wassers sind willkommen auf dem Weg der Genesung.

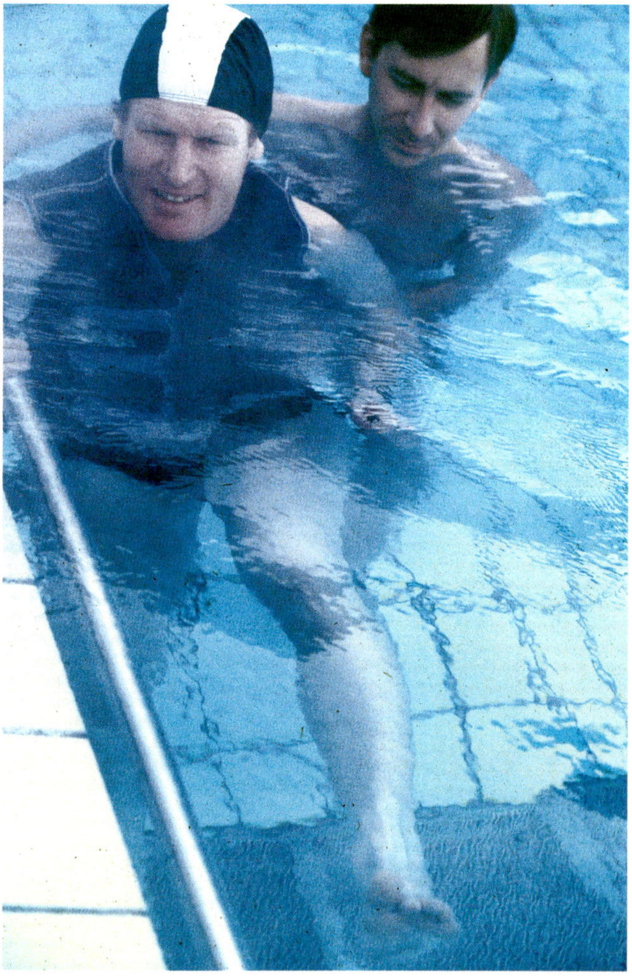

Auch Peter Müller, Abfahrtsweltmeister 1987, setzte *Aqua-Fit* im Rahmen seiner Kreuzband-Rehabilitation im Rehazentrum und Swiss Olympic Medical Center Leukerbad ein.

Beispiel für ein *Aqua-Fit*-Training bei Verletzungen

Diese Vielzahl von Einsatzmöglichkeiten bei unterschiedlichsten Verletzungen zeigt einmal mehr, wie viel *Aqua-Fit* zu bieten hat. Am Beispiel des Ermüdungsbruchs werden wir jetzt darstellen, wie sich der Einsatz von *Aqua-Fit* im Gesamtverlauf einer Verletzung gestaltet. Das Training während einer Verletzung teilt sich auf in verschiedene Phasen. Am Anfang stehen Phasen ohne Bodenkontakt, darauf folgen Phasen mit leichten exzentrischen Belastungen, bis zum Schluss zum »normalen« Training übergegangen wird.

Verletzungsperiode

Wenn die Verletzung wie bei einer Ermüdungsfraktur derart gravierend ist, dass ein Laufen an Land unmöglich ist, finden alle wichtigen Einheiten im Wasser statt. Damit sind insbesondere die Einheiten mit höherer Intensität gemeint. Die Grundlagenausdauer kann, sofern es die Verletzung zulässt, durchaus auch mit anderen Trainingsformen, wie zum Beispiel Inlineskaten, Radfahren oder Langlaufen, ausgeführt werden, wo exzentrische Belastungen fehlen. Es ist aber wichtig, im Anschluss an eine solche Trainingsform den Transfer in die Zielbewegung, also das Laufmuster, durchzuführen. Gehen Sie also nach einer Ausfahrt mit dem Rad noch für 20 Minuten ins Wasser und laufen Sie mit den verschiedenen Schrittformen.

Erster Schritt:
Erlernen der fünf Schrittformen
Hier wird ersichtlich, dass ein ganzjähriger Einsatz von *Aqua-Fit* sinnvoll ist. Sofern Sie nämlich die Bewegungsmuster noch nicht beherrschen, müssen Sie zuerst die verschiedenen Schrittformen lernen. Damit gehen bereits einige Tage verloren, in denen Sie gezielt Reize hätten setzen können. Falls Sie aber regelmäßig im Wasser trainieren, sind Sie bereits eine Stufe weiter und können sich je nach Trainingsphase, welche durch den Grad der Verletzung neu zu beurteilen ist, andere Ziele setzen: zum Beispiel die Verbesserung der Zugphase und der Koordination oder aber auch die Stabilisierung der Grundlagenausdauer. Das Herz-Kreislauf-System können Sie in dieser Phase belasten.

Zweiter Schritt:
Trainingsprogramm mit
Deep Water Running
Sobald die Schrittformen beherrscht werden, das Training al-

Jede Art von Training während einer Verletzungsphase muss mit dem Arzt abgesprochen werden.

Ein zu rascher Wiedereinstieg bringt oft Probleme mit sich.

so nicht nur eine Herz-Kreislauf-Belastung, sondern auch ein funktionelles Training darstellt, können Sie die verschiedenen Inhalte wie Dauerläufe, Koordinationsschulung und intensive Trainingsformen wie Intervalle oder Fahrtspiele einbauen. Wichtig ist wie bereits erwähnt die neue Beurteilung der Situation: Wie lange dauert die Verletzungsperiode? In welcher Trainingsperiode befinden Sie sich? Gilt es Anpassungen vorzunehmen?

Übergangsphase (nach Absprache mit Arzt oder Trainer)

Sobald der Arzt und oder der Trainer sein Einverständnis zu ersten exzentrischen Belastungen gegeben hat, gilt es, das Deep Water Running mit ersten Übungen mit Bodenkontakt zu ergänzen. Doch Achtung: Hier passieren die meisten Fehler! Der Wiedereinstieg geschieht zu rasch, was zu einem Rückfall und damit zu einer Verlängerung der Verletzungsperiode führt. Der Übergang sollte fließend und wohl dosiert sein. Nicht nur Arzt oder Trainer sind dafür verantwortlich, sondern auch und vor allem Sie selbst. Nehmen Sie Ihren Körper wahr und achten Sie auf die Zeichen, die er Ihnen gibt.
Zunächst ergänzen Übungen mit Bodenkontakt das Deep Water Running.

Erste Form mit exzentrischer Belastung

Kräftigung im Alltag: Die Gewöhnung an die Landaktivität beginnt im Alltag beispielsweise mit den neu entwickelten *Nike Free*-Schuhen, die die Fuß- und Unterschenkelmuskulatur auf sanfte Art und Weise fordern und fördern.

Laufen im brusttiefen Wasser: Die Entlastung beträgt im brusttiefen Wasser immer noch rund 50 bis 70 Prozent. Führen Sie die Laufbewegungen möglichst im korrekten Bewegungsumfang und mit der bestmöglichen Qualität aus.

Tretroller fahren: Das Fahren mit dem Roller erlaubt Ihnen in idealer Art und Weise die Schulung der Zugbewegung. Außerdem können Sie im gewünschten Umfang das Maß der exzentrischen Belastung dosieren.

Sanfte Formen mit exzentrischen Belastungen

Seilspringen: Auch beim Seilspringen setzen Sie die aktiven Strukturen ein und bereiten somit Ihren Körper wieder auf die Laufbewegung vor.

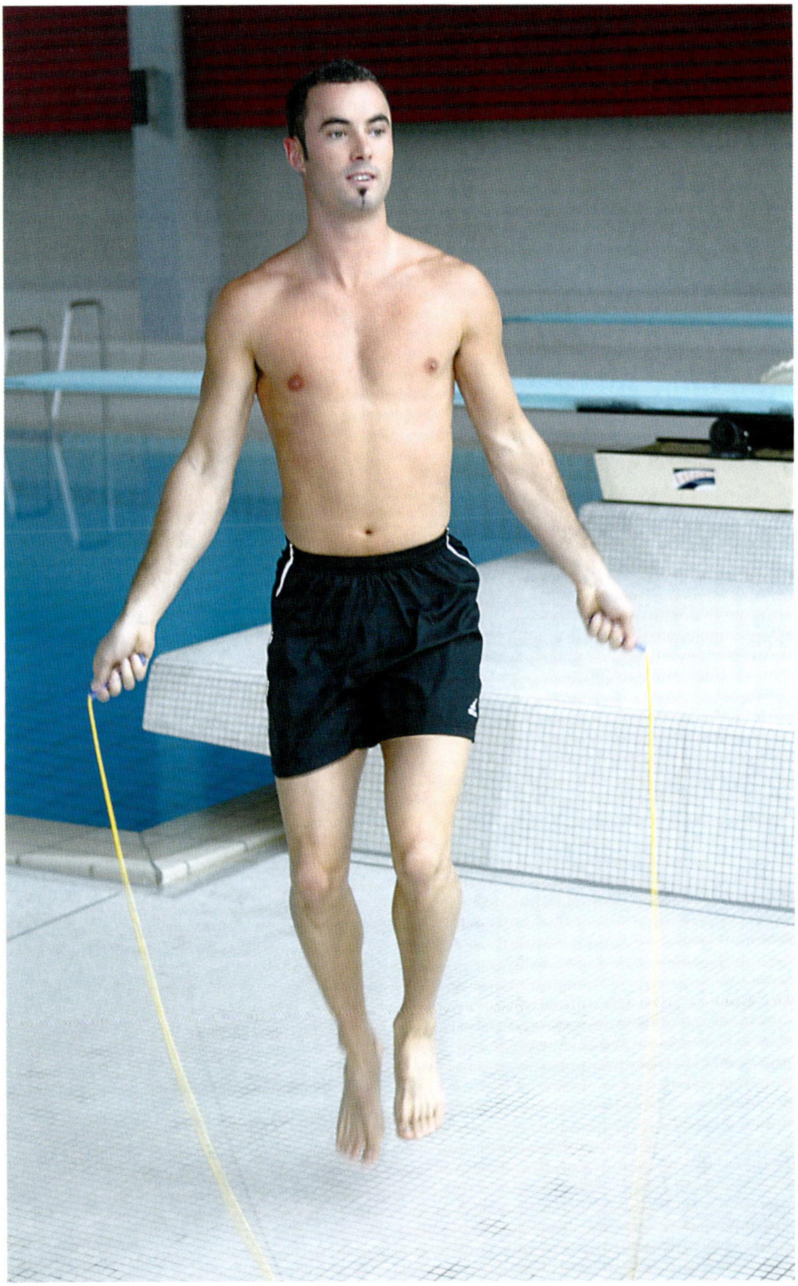

Krafttraining mit dem eigenen Körpergewicht: Messen Sie der Kraft einen hohen Stellenwert zu und führen Sie beispielsweise Kniebeugen oder den Zehenstand regelmäßig aus.

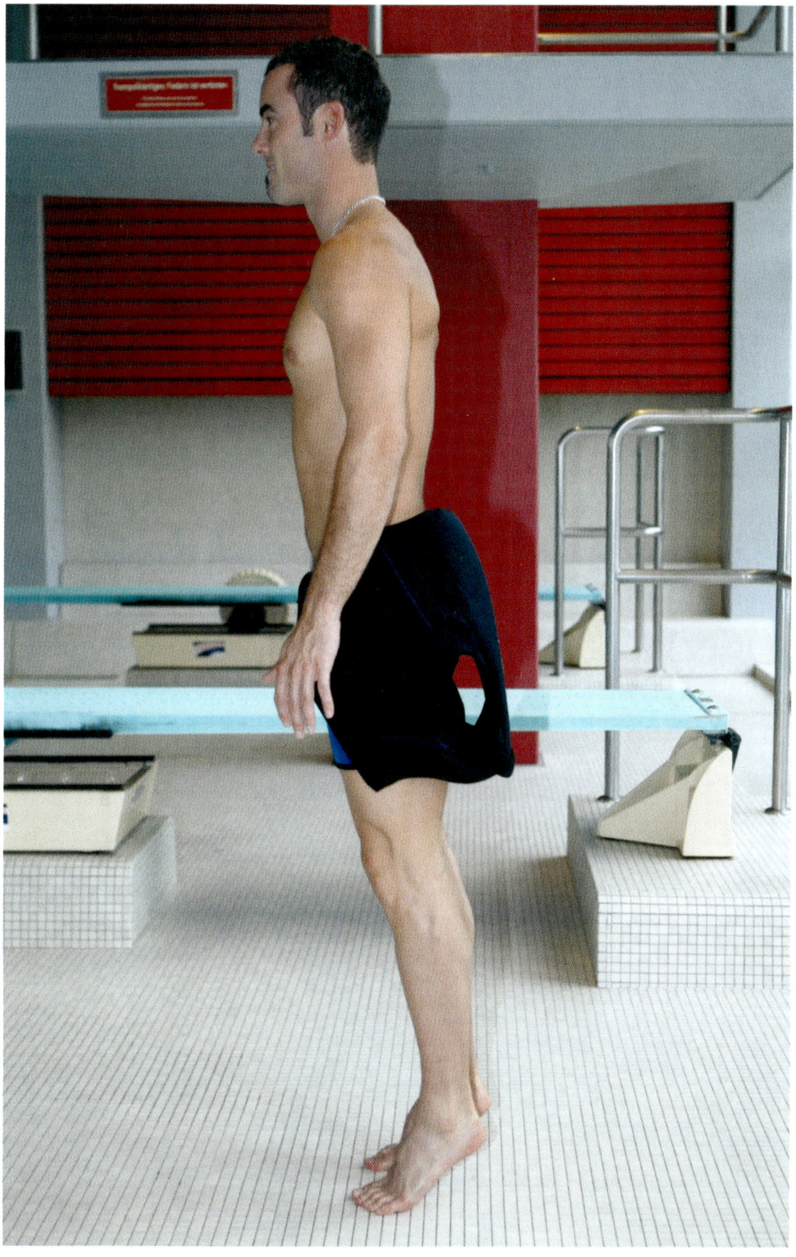

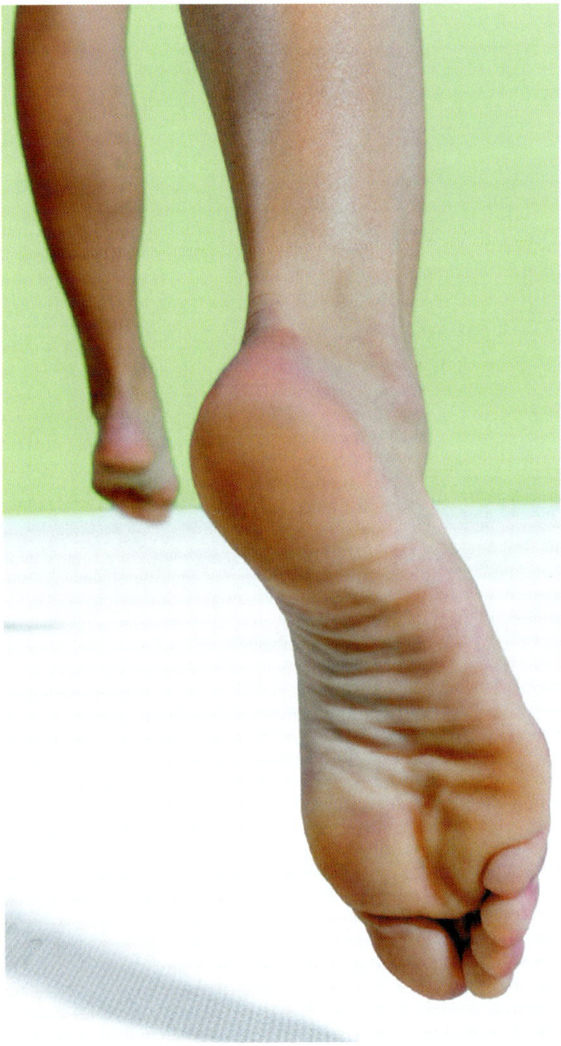

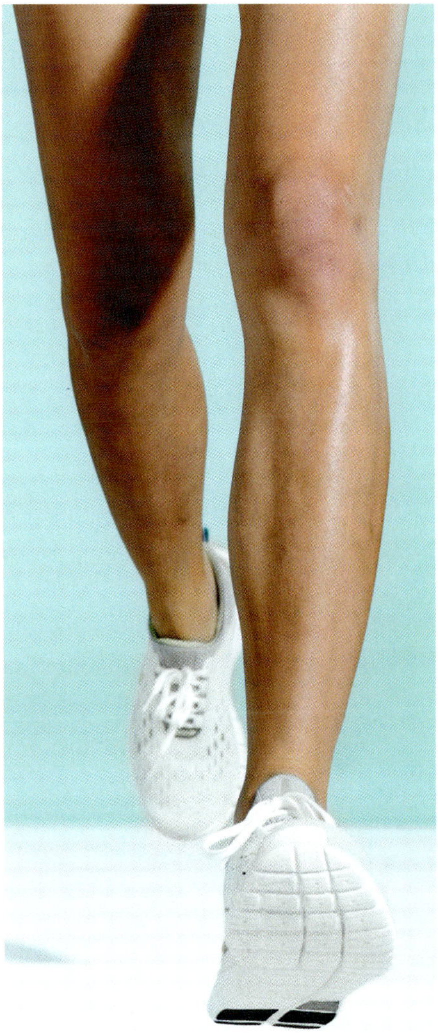

Weiterentwicklung

Barfuß joggen: Beim Laufen ohne Schuhe oder mit dem Spezialschuh Nike Free wird der natürliche Laufstil am besten geschult. Außerdem werden die exzentrischen Belastungen durch den aktiven Laufstil gebremst. Unter Umständen kann im Bad selbst oder auf einem dazugehörenden Rasenfeld gelaufen werden. Es ist durchaus sinnvoll, das Laufen an Land und im Wasser abzuwechseln.

Für den fortgeschrittenen Läufer empfehlen sich in der Weiterentwicklung ein- und zweibeinige Sprungformen.

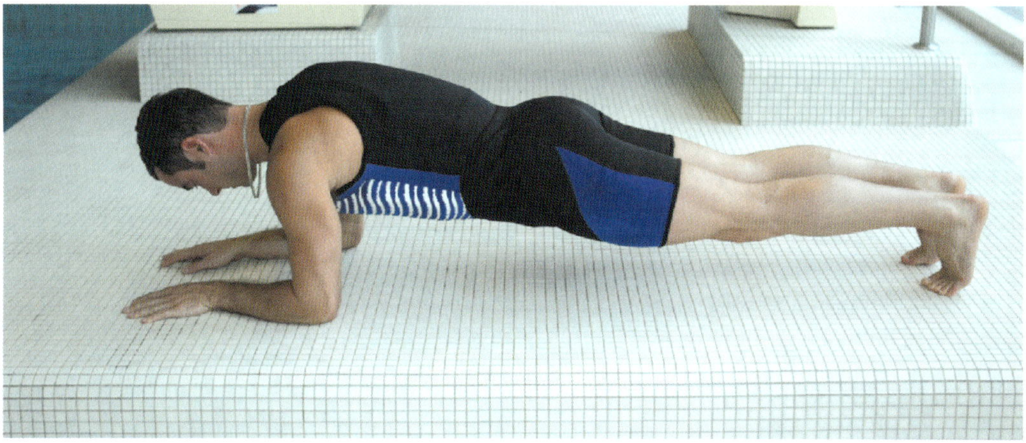

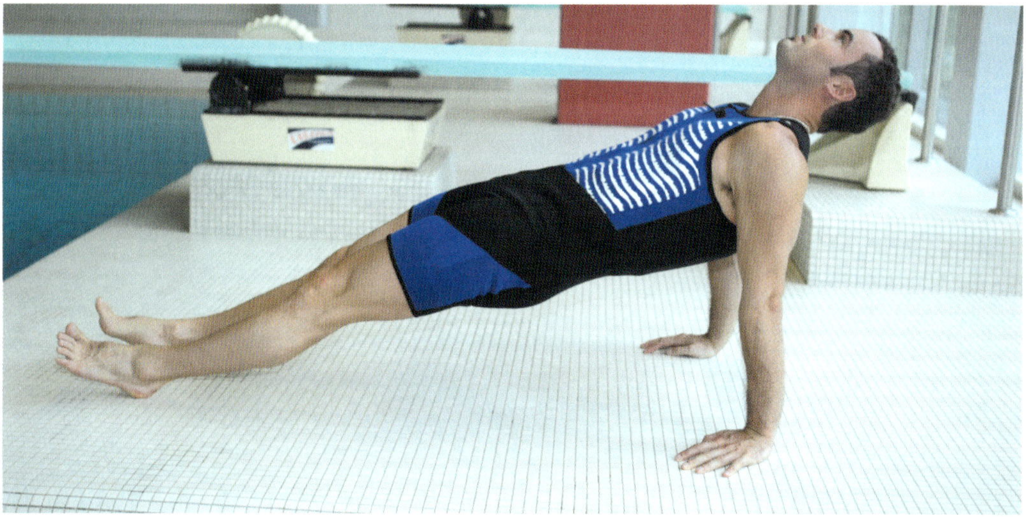

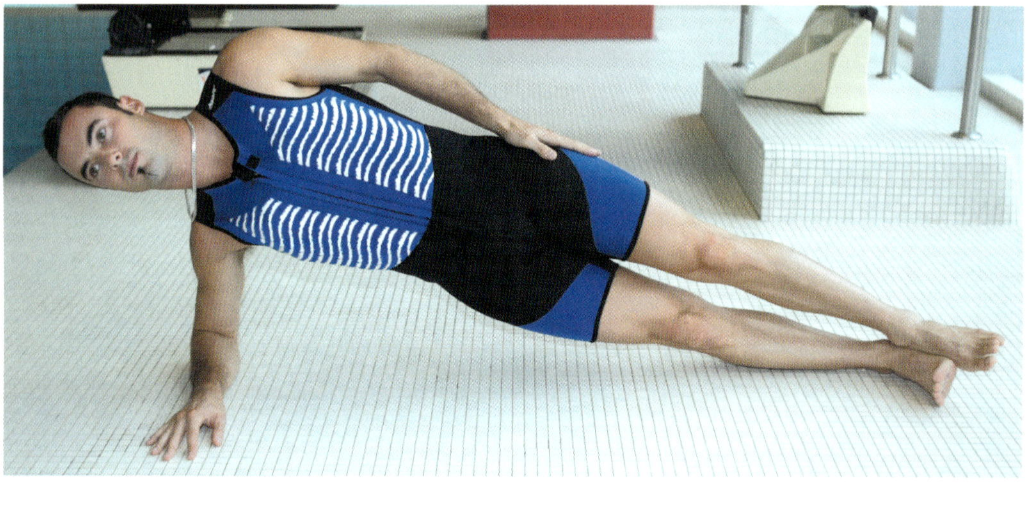

Krafttraining mit dem eigenen Körpergewicht: Das regelmäßige Krafttraining ist einerseits Mittel zum Erfolg beim Laufen und anderseits wirksame Verletzungsprophylaxe.

Die Übergangsphase dauert in der Regel drei Wochen und steht vor dem regelmäßigen Lauftraining an Land. Dieses halten Sie zu Beginn kurz, verteilen es aber auf mehrere (tägliche) Einheiten, damit Sie auf die gewünschten Kilometer kommen. Sofern keine Schmerzen auftreten, können Sie allmählich die Dauer der einzelnen Einheiten erhöhen. Ein nahtloser Übergang soll dadurch ermöglicht werden.

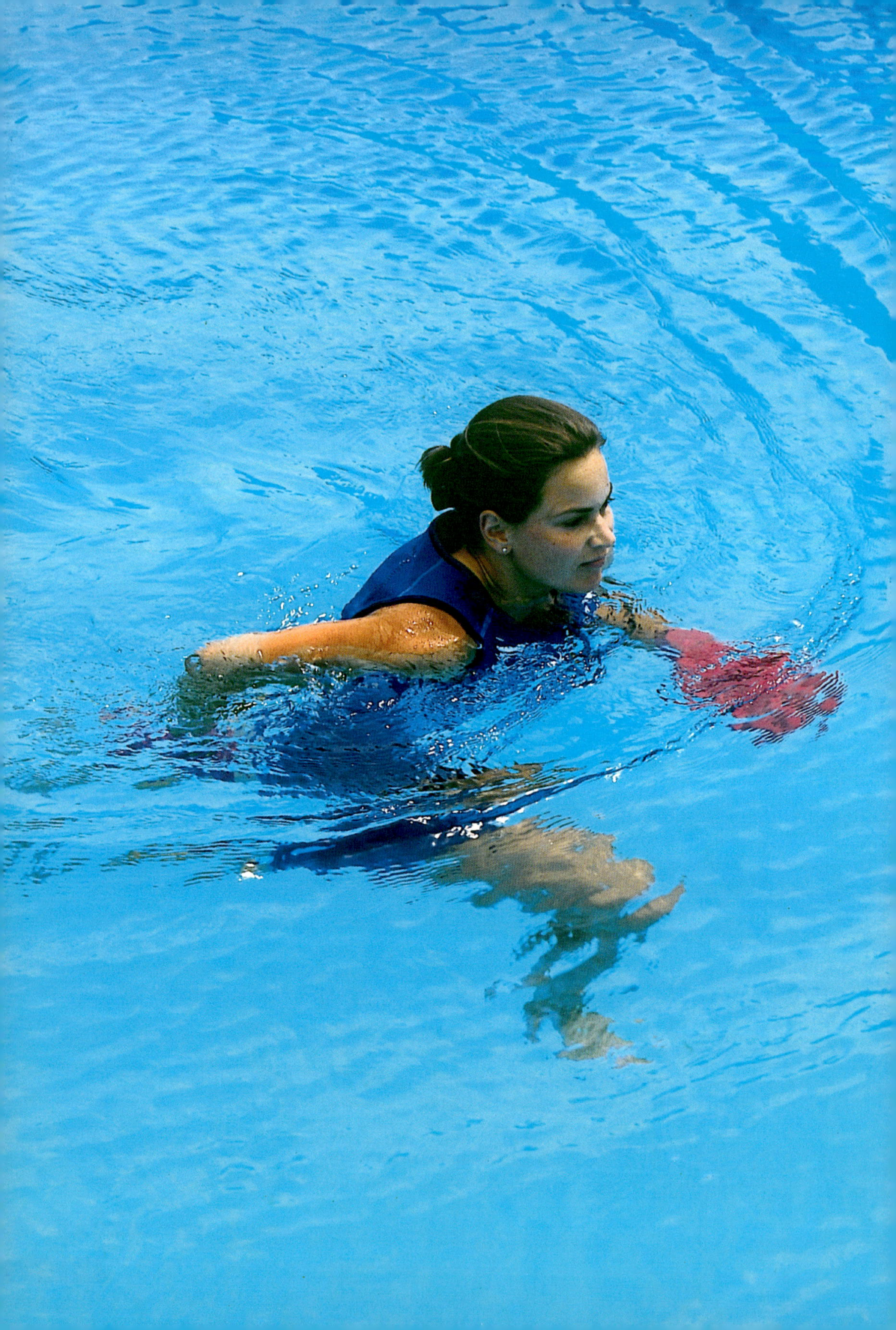

Aqua-Fit und Rheuma

(nach Dr. med. Ursula Imhof)

Was ist Rheuma?

Der Begriff »Rheuma« oder auch »Rheumatismus« stammt aus dem Griechischen, das griechische Wort »rheumatismós« bedeutet »der Fluss, die Strömung«.
Die damaligen Heilkundigen wollten damit ausdrücken, dass es sich um ein Leiden handelt, das von im Körper »herumfließenden« Krankheitsstoffen verursacht wird. Heute werden unter der Bezeichnung »rheumatische Erkrankungen« klinische Krankheitsbilder zusammengefasst, deren gemeinsames Symptom der Schmerz und die damit möglicherweise verbundene Bewegungsbehinderung ist.
Griffig formuliert heißt das: Rheuma sind Schmerzen und/oder Funktionsstörungen am Bewegungsapparat.
Seit dem griechischen Vater der Ärzte, Hippokrates, haben sich die diagnostischen Möglichkeiten vermehrt und verfeinert und es sind viele Untergruppen des Rheumatismus dazu gekommen, die sich manchmal nur schwer voneinander abgrenzen lassen. Aus praktischen Gründen ist es auch für Laien sinnvoll, sich an eine Einteilung in drei Gruppen zu halten:

1. Entzündliche Prozesse
2. Degenerative Prozesse an Gelenken und Wirbelsäule
3. Weichteilrheumatismus

Dazu kommen Erkrankungen, die mit rheumatischen Zustandsbildern verbunden sind, wie zum Beispiel chronische Darmentzündungen, Bluterkrankungen, hormonelle Störungen etc. In der Regel stützt sich die Diagnose einer rheumatischen Erkrankung auf die Anamnese (Erhebung der Krankheitsgeschichte) und klinische Körperuntersuchung, ergänzt durch Röntgenbilder und Laboruntersuchungen.
Im Folgenden werden einige rheumatische Erkrankungen erläutert, für welche die *Aqua-Fit*-Praxis bedeutsam ist.

Rheuma wird als Volkskrankheit bezeichnet. Jeder Zweite ist in irgendeiner Form davon betroffen.

Kniearthrose

Die Kniearthrose ist die häufigste so genannte Gelenkabnützung der unteren Extremitäten. Etwa die Hälfte der über 50-Jährigen haben im Röntgenbild entsprechende Zeichen, was aber nicht unbedingt bedeutet, dass sie auch Beschwerden haben. Die Ursachen sind vielfältig, oft spielen Achsen-Fehlstellungen (X-Beine,

Arthrose gehört zu den degenerativen Gelenkerkrankungen.

O-Beine) eine Rolle, dann auch frühere Verletzungen wie Meniskusschädigung oder Bänderrisse mit folgender Instabilität, besonders wenn die stabilisierende Oberschenkel-Muskulatur ungenügend ist. Es ist nachgewiesen, dass Übergewicht ein wesentlicher negativer Faktor ist.
Die typischen Beschwerden sind: Schmerzen bei oder nach längerer Belastung, eventuell mit Erguss-Bildung, Steifigkeit beim Anlaufen, Bewegungseinschränkung und in fortgeschrittenem Stadium auch Ruheschmerzen (nachts). Im Röntgenbild finden sich ein verschmälerter Gelenkspalt als Folge der Knorpelabnützung, Verdichtung und kleine Neubildungen des angrenzenden Knochens. Die Therapie besteht zunächst in Schmerzlinderung und Bewegungsübungen, dann angepasster Sport zur Kräftigung der Muskulatur. In weiter fortgeschrittenen Stadien kann eine Prothese (Gelenkersatz) notwendig werden.

Fibromyalgie

Bei der Fibromyalgie handelt es sich um eine Art generalisierten Weichteilrheumatismus, von dem vor allem Frauen im mittleren Alter betroffen sind. Die Ursache ist unbekannt, es wird von einer Störung der Schmerzverarbeitung beziehungsweise von einer ausgesprochen tiefen Schmerzschwelle ausgegangen. Die Betroffenen berichten über diffuse Schmerzen so ziemlich am ganzen Körper, die mehr oder weniger ständig vorhanden sind: Praktisch jede Bewegung tut weh. Oft sind damit andere funktionelle Störungen verbunden wie Verstopfung, Herzklopfen, Schlafstörungen, Niedergeschlagenheit usw. Bei der klinischen Untersuchung finden sich eine normale Beweglichkeit der Gelenke, Röntgenbilder und Laborbefunde sind unauffällig. Die Behandlung ist schwierig und langwierig, es werden einfache Schmerzmittel und eventuell niedrig dosierte Antidepressiva eingesetzt. Wirksam ist auch mäßige, aber regelmäßige körperliche Aktivität, sofern sich die Betroffenen dafür motivieren lassen – es ist nicht einfach, trotz Schmerzen etwas zu tun.

Chronische Polyarthritis

Als Beispiel für eine entzündliche rheumatische Allgemein-Erkrankung steht die chronische Polyarthritis, welche bereits im frühen oder mittleren Erwachsenenalter beginnt. Als typische Beschwerden gelten schmerzhafte Schwellungen vor allem der Finger-, Hand- und Zehengelenke (aber grundsätzlich aller Gelenke), mit Rötung, Überwärmung und Bewegungseinschränkung. Der entzündliche Prozess betrifft die Gelenkinnenhaut (Synovia), welche zu einer fort-

Osteoporose

Die Osteoporose – auch Knochenschwund genannt – gehört nicht zu dem rheumatischen Formenkreis. Sie lässt sich jedoch ebenso mit *Aqua-Fit* positiv beeinflussen. Diese Knochenerkrankung tritt besonders bei älteren Frauen in der Menopause auf. Es handelt sich dabei um eine schleichend einsetzende Verminderung der Knochenmasse und Änderung der Knochenarchitektur, welche mit einer erhöhten Knochenbrüchigkeit einhergeht. Dies kann bedeuten, dass an sich banale Unfälle schmerzhafte Knochenbrüche verursachen, besonders an der Wirbelsäule, der Hüfte und am Handgelenk. Neben den Hormonen spielen die Ernährung und die körperliche Aktivität eine wesentliche Rolle, sowohl bei der Vorbeugung als auch bei der Behandlung. Dabei nimmt die Vorbeugung eine sehr bedeutsame Stellung ein.

schreitenden Zerstörung von Knorpel und Knochen führt. Die Krankheit verläuft in Schüben, dazwischen liegen ruhige Phasen, welche sich zur aktiven Behandlung gut eignen. Hier ist in der Regel eine intensive medikamentöse Therapie angezeigt, um den fortschreitenden Prozess zu stoppen oder zu bremsen.

So hilft *Aqua-Fit* bei Rheuma

Der rheumatische Formenkreis umfasst eine große Zahl von im Einzelnen sehr unterschiedlichen Erkrankungen. Sie lassen sich teilweise schlecht voneinander abgrenzen, die Ursachen sind häufig unklar und sie können oft nur symptomatisch, das heißt nicht ursächlich behandelt werden. In der Regel sind sie langsam oder rasch fortschreitend und nicht wirklich heilbar, aber es gibt viele Möglichkeiten, sie positiv zu beeinflussen, so auch mit Sport.

Durch gezielte Förderung von Beweglichkeit, Kraft und Ausdauer wird eine optimale Führung des Gelenks durch die Muskulatur angestrebt. Die so genannten passiven Gelenkstrukturen, insbesondere der Knorpel, aber auch die Bänder, werden entlastet, was zu einer Abnahme der Schmerzen führt. *Aqua-Fit* ist für Menschen mit einer rheumatischen Erkrankung besonders zu empfehlen, weil hier die Kondition sanft und ohne große Belastung trainiert wird. Der Aufenthalt im Wasser ist zudem bei den meisten Krankheitsbildern sehr angenehm. Ein wöchentliches *Aqua-Fit*-Training, das nach Wunsch mit ein oder zwei Trainingseinheiten Nordic Walking oder Schwimmen kombiniert werden kann, führt in der Regel zu einem guten Allgemeinbefinden.

Mit sanften Sportarten kann trotz Schmerzen trainiert werden.

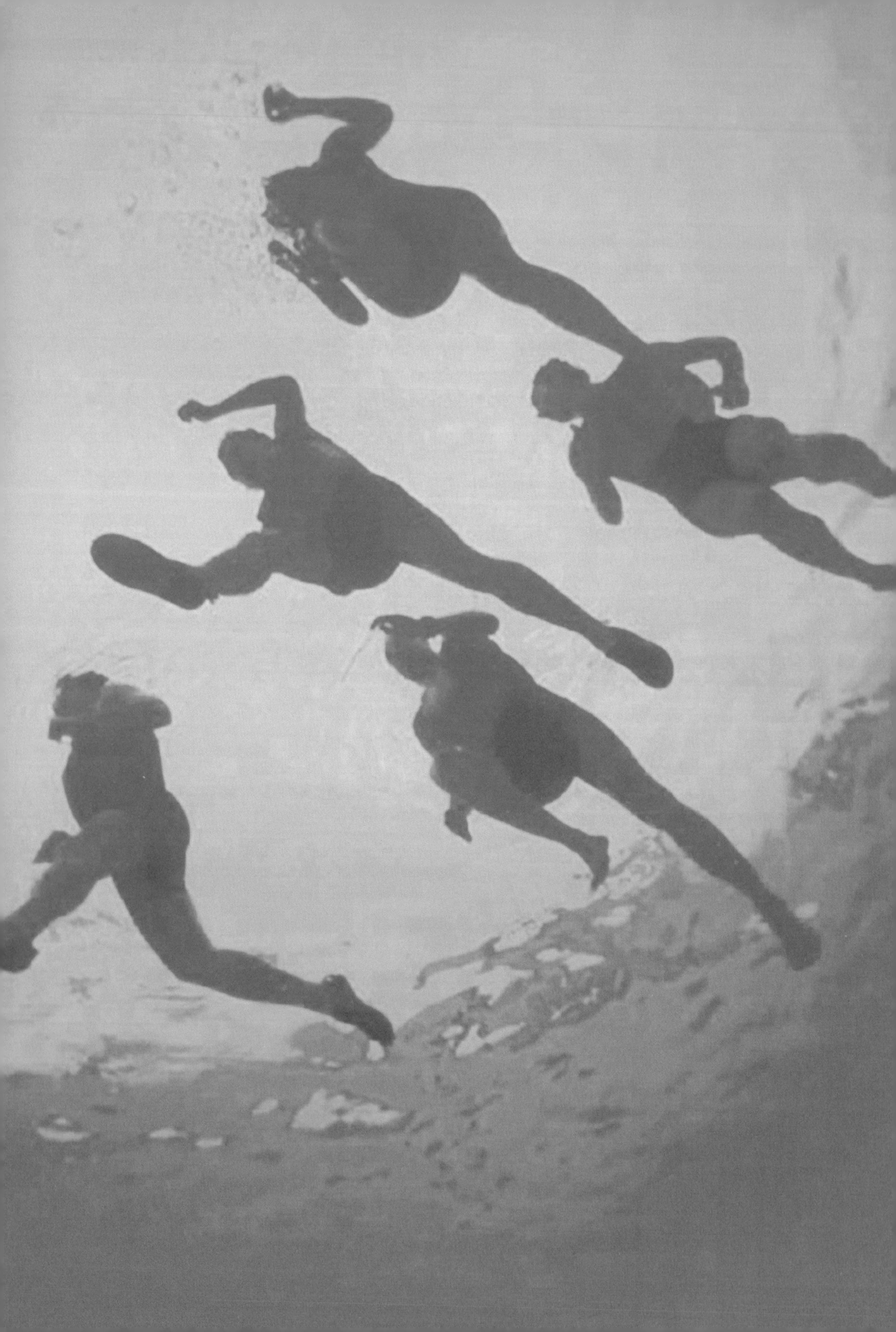

Aqua-Fit in der Schwangerschaft

In der heutigen Zeit spielt bei der Freizeitgestaltung das erhöhte Körperbewusstsein und das Wissen um den gesundheitlichen Gewinn durch Sport eine große Rolle. Da stellt sich auch die Frage, in welchem Ausmaß man während der Schwangerschaft Sport machen kann. Die Antwort ist einfach: Wer regelmäßig Sport treibt, kann und soll dies auch während der Schwangerschaft tun. Ärzte geben in der Regel grünes Licht für Sport im Wohlfühlbereich, was bedeutet, dass das Gefühl der Maßstab ist. Gesund ist, was als angenehm empfunden wird und Spaß macht. Hingegen sollten während der gesamten Schwangerschaft extreme Anstrengungen im Sport vermieden werden, also zum Beispiel keine harten Intervalle im Laufsport, da durch eine Blutumverteilung zu Gunsten der arbeitenden Muskulatur eine Minderversorgung der Gebärmutter und damit des Fetus erfolgen könnte.
Empfehlenswert sind rhythmische, sanfte Sportarten wie *Aqua-Fit*, Nordic Walking, Radfahren oder Laufen. Das Kind ist in der Gebärmutter gut geschützt, so dass beispielsweise die Schläge im Laufsport absolut unbedenklich sind. Sportarten mit erhöhtem Sturzrisiko sollten nur vorsichtig ausgeführt werden. Allgemein gilt, dass die Frau sich während der Bewegung problemlos unterhalten können muss. Kommt sie zu sehr außer Atem, ist die Anstrengung zu hoch. Gegen Ende der Schwangerschaft wird von den meisten Frauen wegen des zunehmenden Gewichts und des wachsenden Bauchumfangs das Training im Wasser als besonders angenehm empfunden.

Aqua-Fit vereinfacht den sportlichen Wiedereinstieg nach der Geburt.

Aqua-Fit nach der Geburt

In den ersten Wochen nach der Geburt ist das primäre Ziel körperlicher Aktivitäten die Kräftigung der Beckenboden-, Rücken- und Beckenmuskulatur. Dies kann auf sanfte Weise im Rahmen des *Aqua-Fit*-Trainings geschehen. Mit lockerem Laufen soll erst wieder begonnen werden, wenn die Erschütterung des Laufens keine Unterleibsschmerzen verursacht. Auch hier ist ein gutes Körpergefühl wichtig und der beste Maßstab für den richtigen Grad der körperlichen Betätigung.

Studie über *Aqua-Fit* in der Schwangerschaft

In der Klinik für Geburtshilfe am Uni-Spital Zürich wurde das *Aqua-Fit*-Programm bei Schwan-

Faustregel: Solange Sie sich während des Trainings unterhalten können, befinden Sie sich im optimalen Bereich.

geren eingesetzt und getestet. Im Vordergrund der von Prof. Dr. Renate Huch geleiteten Untersuchung standen die physische Toleranz von Mutter und Kind sowie das subjektive Befinden der Mutter während und nach eines *Aqua-Fit*-Trainings. Insbesondere wurde die Akzeptanz einer zehnminütigen Belastung mit einer Herzfrequenz von 140 Schlägen pro Minute entsprechend den Empfehlungen der amerikanischen Gesellschaft für Geburtshilfe und Gynäkologie untersucht.

Bei 34 Teilnehmerinnen mit komplikationslosen Einlingsschwangerschaften wurden in Ruhe an Land sowie im Wasser und bei Belastungen im Wasser die mütterliche und die fetale Herzfrequenz sowie der Blutdruck gemessen. Mit Hilfe eines Fragebogens wurde die Akzeptanz von *Aqua-Fit* ermittelt.

Bei Belastungen im Wasser ist die Herzfrequenz um etwa 10 Schläge pro Minute niedriger ist als an Land. In der Untersuchung belasteten sich die Frauen während der 45 Minuten im Wasser durchschnittlich mit einer Herzfrequenz von 125 Schlägen pro Minute, was einer ungefähren Herzfrequenz von 135 Schlägen pro Minute an Land entspricht.

Die Untersuchungsergebnisse zeigen, dass das *Aqua-Fit*-Trainingsprogamm, sofern die obere mütterliche Herzfrequenz von 140 Schlägen pro Minute eingehalten wird, für Mutter und Fetus durchführbar und sicher ist. Die Akzeptanz – auch in der Spätschwangerschaft – ist groß. In der Zürcher Studie empfanden 13 Probandinnen das *Aqua-Fit*-Programm als angenehmer beziehungsweise sehr viel angenehmer als das Schwimmen. Nur 4 von 34 Teilnehmerinnen hatten kein Interesse an weiteren *Aqua-Fit*-Lektionen.

Die kindlichen Daten zeigen, dass die gewählte Belastungsintensität gut vertragen wird. Der Anstieg der kindlichen Herzfrequenz als Reaktion auf die physische Belastung der Mutter und die Rückkehr zu den Ausgangswerten in Ruhe in wenigen Minuten konnten bereits in anderen Studien festgestellt werden und gelten als physiologische Reaktion.

Die Studie kommt zu einem sehr positiven Schluss: »Zusammenfassend können wir feststellen, dass ein 45-minütiges *Aqua-Fit*-Programm mit einer submaximalen Belastungsintensität sowohl von mütterlicher wie fetaler Seite sehr gut toleriert wird. Zudem macht *Aqua-Fit* den Schwangeren Spaß. Es ist zu überlegen, welcher Nutzen für Schwangere mit Problemen zu ziehen ist. So dürfte diese Form des Wasseraufenthaltes vor allem auch bei Frauen mit starken Ödemen sehr hilfreich sein. Aufgrund unserer Erfahrungen bei Frauen mit komplikationslosem Schwangerschaftsverlauf können wir *Aqua-Fit* uneingeschränkt empfehlen.«

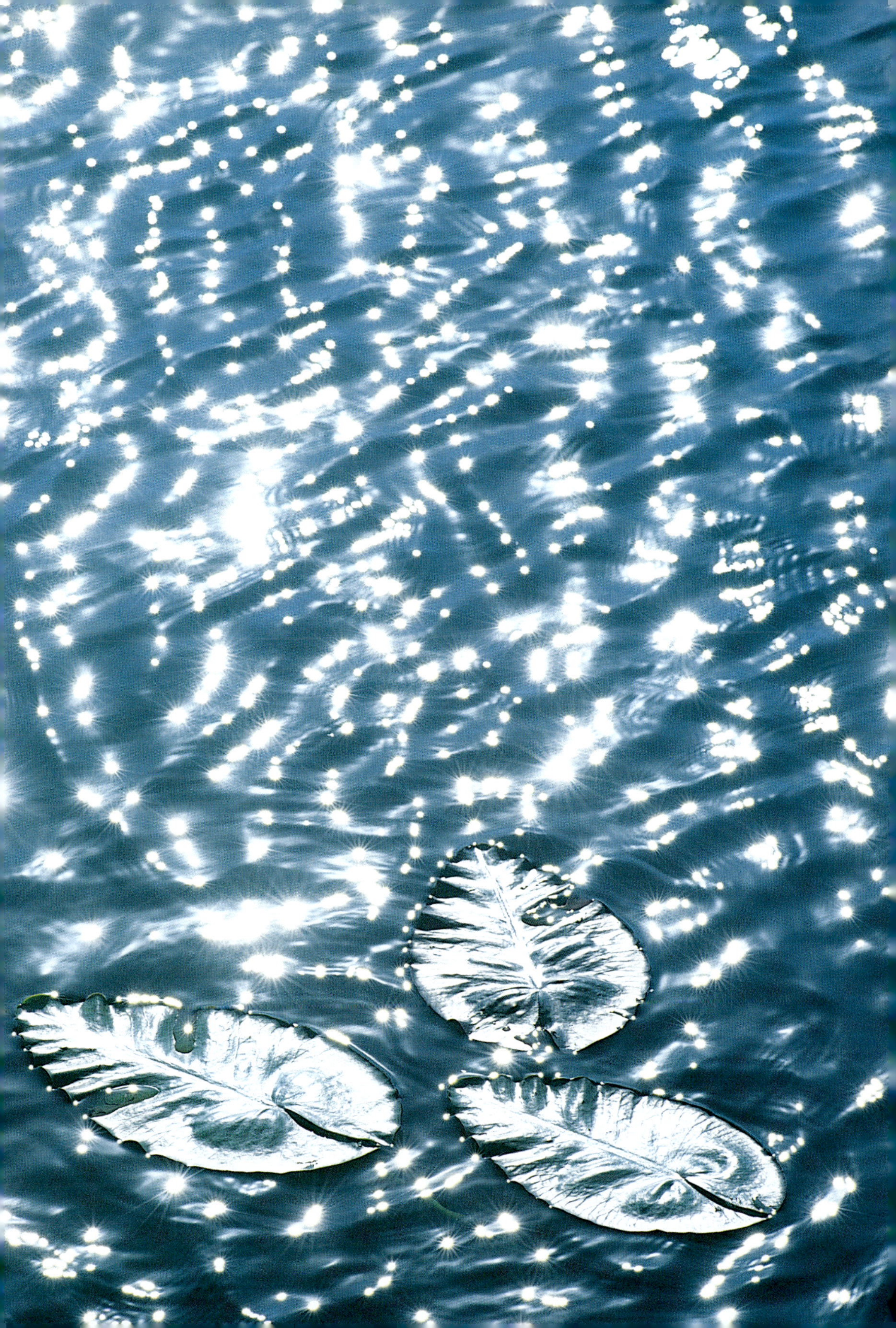

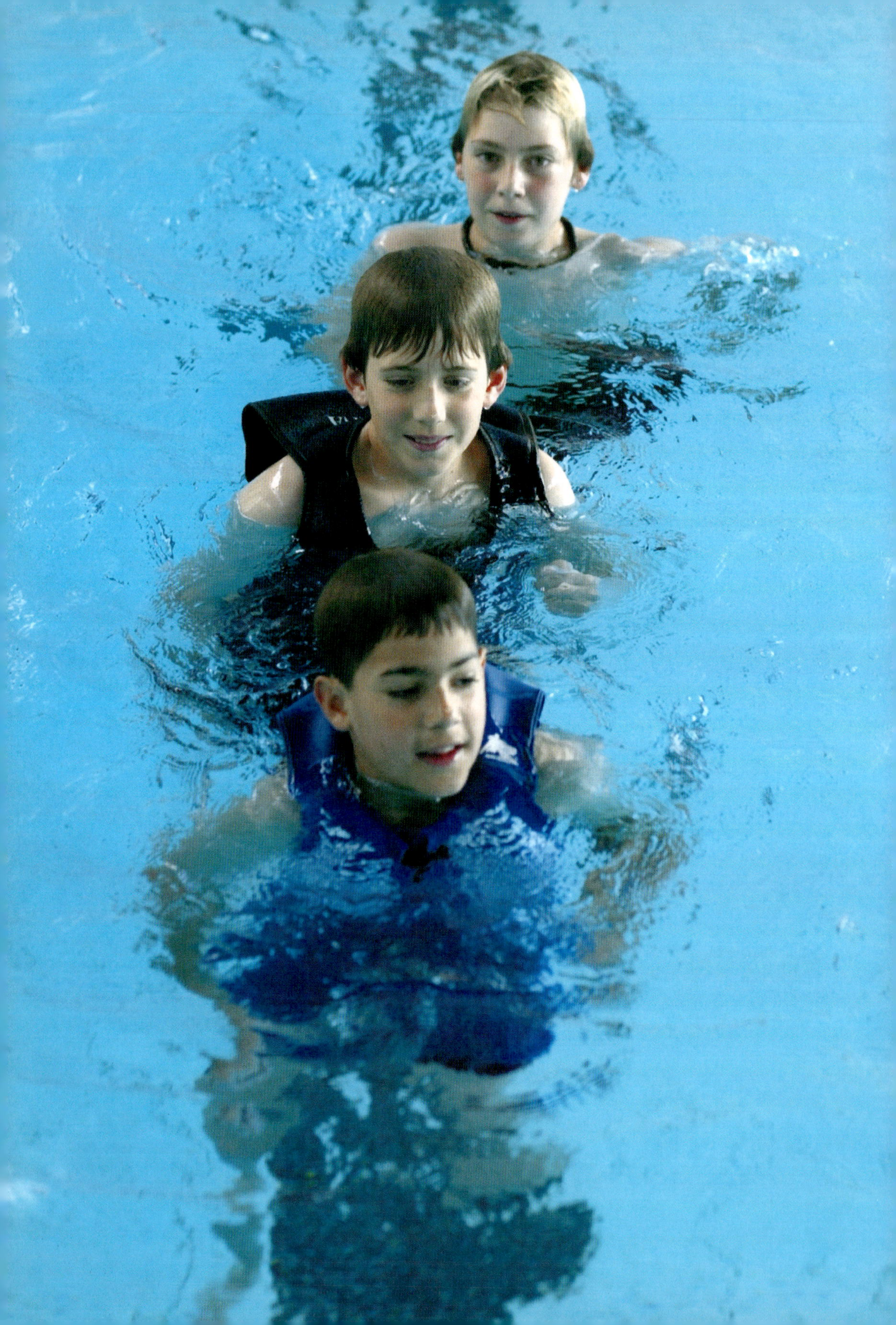

Aqua-Fit im Kindes- und Jugendalter

Aqua-Fit ist eine Sportart, die von Jung und Alt ausgeübt werden kann, da die vielen Vorteile sich nicht nur die älteren Generationen, sondern auch die Jugendlichen zu Nutze machen können. *Aqua-Fit* eignet sich als Familien- und Schulsport, da viele Kinder heutzutage aufgrund von Bewegungsmangel, schlechter Ernährung und mangelhaft ausgebildeten Konditionsfaktoren unter Übergewicht leiden. Darüber hinaus kann mit Hilfe spielerischer Trainingsformen eine Lektion im Hallenbad gerade bei Kindern Erkrankungen wie beispielsweise Diabetes vorbeugen. Der Mensch durchläuft bis zum Erwachsenenalter verschiedene Entwicklungsstufen (siehe Tabelle).

Die Einbindung des einzigartigen Ganzkörpertrainings könnte in der Schule schon sehr früh stattfinden. Bewährt hat sich der Einsatz ab der zweiten Phase des Schulkindalters (10 Jahren) bis zum Ende der Schulzeit. Während mit den ganz jungen Schülern die Lektion sehr spielerisch und mit vielen Wechseln

Über spielerische Formen die Freude an der Bewegung steigern.

Mit *Aqua-Fit* lassen sich alle Konditionsfaktoren fördern.

Alter (Jahre)	Entwicklungsstufe	Wichtige Trainingsphasen
6/7 – 10	Erste Phase Schulkindalter	Möglichst vielfältige Bewegungserfahrungen ermöglichen
10 – Eintritt der Pubertät (Mädchen 11/12, Knaben 12/13)	Zweite Phase Schulkindalter	Goldenes Lernalter: Bewegungsabläufe möglichst genau lernen
Mädchen 11 – 14 Knaben 12 – 15	Erstes Pubertätsalter (Pubeszenz)	Starke physische und psychische Veränderungen durch altersbedingte hormonelle Beeinflussung führen zu Leistungseinbuße. Alternative Betätigungen im sportlichen Umfeld suchen
Mädchen 14 – 18 Knaben 15 – 19	Zweites Pubertätsalter (Adoleszenz)	Zweites goldenes Lernalter. Ausgeglichene Körperproportionen, stabilisierte Psyche, erhöhte Intellektualität und verbesserte Beobachtungsfähigkeit. Jetzt kann relativ intensiv und umfangreich trainiert werden
Über 18 beziehungsweise 19	Erwachsenenalter	Zielgerichtetes Training

der Intensität und Forderung auf dem Gebiet der Koordination aufgebaut werden sollte, kann mit den älteren Schülern auch nach dem bewährten Muster verfahren werden. Überlegen Sie sich jedoch stets, was Spaß macht und was auch Sie gerne tun würden, ohne aber das Ziel aus den Augen zu verlieren. Durch den Wasserauftrieb und die Auftriebshilfe werden viele Bewegungen erst möglich und motorisches Lernen gefördert. Mit Stafetten, Bällen oder Schwimmkombinationen können alle Konditionsfaktoren gefördert werden. Nicht zu unterschätzen ist auch die Möglichkeit, den älteren Schülern eine Möglichkeit für Bewegung und gesunden Lebensstil für die Phase nach der obligatorischen Schulzeit aufzuzeigen.

Konditionsfaktoren: Bedeutung und Trainierbarkeit

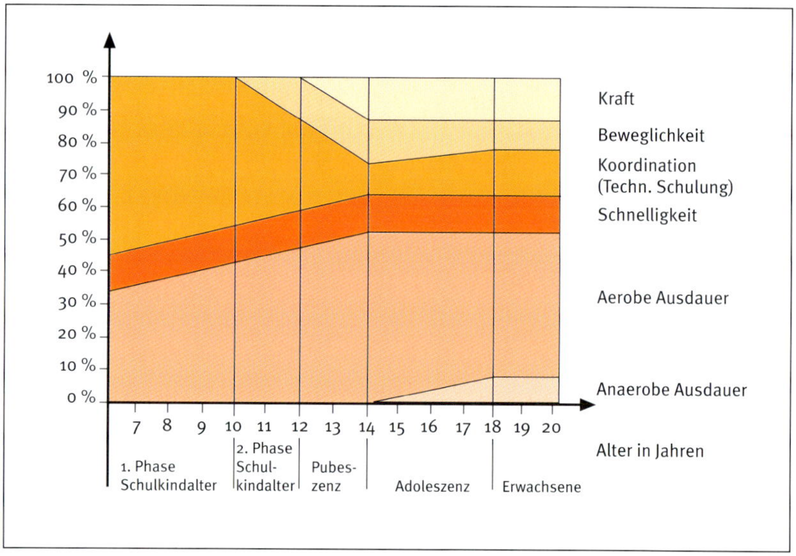

Ausdauer

Ausdauer ist eine elementare Voraussetzung für alle Sportarten und für den Alltag. Von zahlreichen Untersuchungen ist bekannt, dass durch Ausdauerbelastungen bei gesunden Kindern keinerlei Schädigungen des Herz-Kreislauf-Systems hervorgerufen werden; gefährdet ist bei hohen Belastungsreizen unter Umständen jedoch der Bewegungsapparat. Kinder, selbst im frühen Schulalter, besitzen eine gute Leistungs- und Anpassungsfähigkeit, die mit Hilfe eines Ausdauertrainings gefördert wird. Während es sich bei dem Kind um ein ruhiges, spielerisches Laufen mit mäßiger Intensität über eine relativ lange Zeit handelt, wird das Ausdauertraining mit zunehmendem Alter spezifischer. Ab der Adoleszenz (Mädchen ab 14, Knaben ab 15 Jahren) sind auch Trainingsinhalte möglich, die der Verbesserung der anaeroben Ausdauer dienen. Schulkinder (und deren Eltern) sollte man möglichst viel Bewegung ermöglichen. Eine einfache und ideale Form des Grundlagentrainings wäre beispielsweise die Bewältigung des Schulweges zu Fuß, mit dem Tretroller oder mit dem Fahrrad. Die Wichtigkeit der Sportvereine in diesem Zusammenhang ist ebenfalls nicht zu unterschätzen.

Beispiel für die Schule oder die Jugendgruppe:
➤ **Wassergymnastik**: Übungen mit moderater Intensität aneinander reihen (Seite 37–57)

Koordination und Schnelligkeit finden nach dem Aufwärmen und vor dem Kraft- und Ausdauertraining statt.

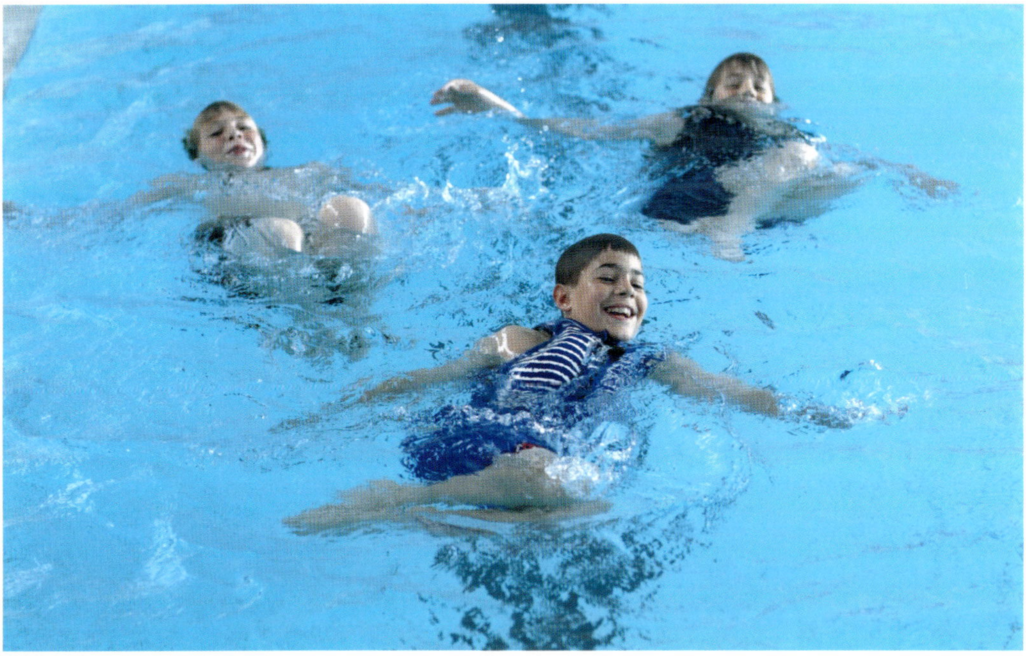

➤ **Deep Water Running**: Bewährt haben sich Fahrtspiele (Seite 80), Intervallformen (Seite 81) oder spielerische Formen. Grundsätzlich ist es am geeignetsten, wenn Sie den Schülern ganz klare Anweisungen geben:

➤ über die Zeit: Teilen Sie den Schülern mit, wie viele Sekunden oder Minuten sie mit dem jeweiligen Schritt in welcher Intensität laufen müssen.

➤ über den Weg: Stecken Sie auf der Ihnen zur Verfügung stehenden Wasserfläche die Distanz ab, die die Schüler mit einer bestimmten Schrittform und einer entsprechenden Intensität laufen müssen.

➤ über die Musik: Geben Sie klare Aufgaben an die Schüler, so dass sie mit ihrer Aufmerksamkeit der Musik folgen und die Schrittform und allenfalls Intensität jeweils anpassen müssen. Beispiel: Während des Refrains den Skipping-Schritt mit hoher Intensität laufen. Zwischen und vor dem Refrain den Dauerlauf-Schritt mit mittlerer Intensität.

Aqua-Fit-Lektion: Die *Aqua-Fit*-Lektion mit Schülern gestalten Sie möglichst spielerisch und koordinativ anspruchsvoll. Die Aufmerksamkeit der Schüler ist jedoch zeitlich begrenzt! Tragen Sie dem Rechnung und beginnen Sie mit halber Lektionsdauer.

Schnelligkeit

Die Schnelligkeit ist die Fähigkeit, eine Bewegung in einem unter den gegebenen Bedingungen minimalen Zeitabschnitt zu vollziehen. Sie ist im Wesentlichen von der Zusammensetzung der Muskelfasern (schnelle und langsam zuckende) abhängig und spielt im Alltag eine untergeordnete Rolle. Trainiert werden kann sie, weil sie ebenso eine Frage der Koordination ist. Mit bestimmten Spielformen kann in der Zeit bis zur Pubertät (Mädchen bis 14, Knaben bis 15 Jahre) das Schnelligkeitstraining durchgeführt werden; spezifischer können die Formen in den späteren Jahren sein.

Beispiel für die Schule oder die Jugendgruppe:

➤ **Wassergymnastik**: Lassen Sie die Übungen der Wassergymnastik (Seite 37–57) schnellstmöglich in einem kurzen Zeitabschnitt durchführen. Bewährt haben sich kleine Wettkampfformen wie beispielsweise »Wer hat zuerst 5 Bauchrollen durchgeführt?«. Zwischen den einzelnen Wettkämpfen ist auf eine genügend lange Pause zu achten. Diese kann beispielsweise mit Rückencrawl, anderen Gym-

nastik-Übungen, Schrittformen oder Partnerformen (Schrittform und Kadenz kopieren) gestaltet werden.
➤ **Deep Water Running**: Kurzzeitintervalle (20 bis 30 Sekunden) in Form einer Stafette, Steigerungsläufe über 10 bis 15 Sekunden (von ganz langsam bis zum Sprint) am Ende der Deep Water Running Sequenz.

Kraft

Viele Jugendliche leiden an mangelnder Kraft und Übergewicht, insbesondere verursacht durch fehlende Bewegung. Im Wasser kann diesem Problem bereits sehr früh und gezielt entgegengesteuert werden. Bereits im Vorschul- und Schulalter wäre die Muskulatur in der Lage, intensive Trainingsreize zu ertragen. Vorsicht ist jedoch geboten, da der passive Bewegungsapparat (Knochen, Gelenke, Bänder) solchen Belastungen teilweise noch nicht gewachsen ist. Entscheidend sind demnach Trainingsvielfalt und spielerische Formen, die möglichst alle Muskelgruppen des Halteapparates und der Bewegungsmuskulatur trainieren. Die zahlreichen verschiedenen Übungen und Bewegungen von *Aqua-Fit*, die sich durch den fehlenden Bodenkontakt ergeben, eröffnen unzählige Möglichkeiten, den Bewegungsapparat ohne Überforderung zu kräftigen.

Beispiel für die Schule oder die Jugendgruppe:
➤ **Wassergymnastik**: Wählen Sie möglichst verschiedene

Kinder brauchen Kraft für eine gesunde Körperhaltung.

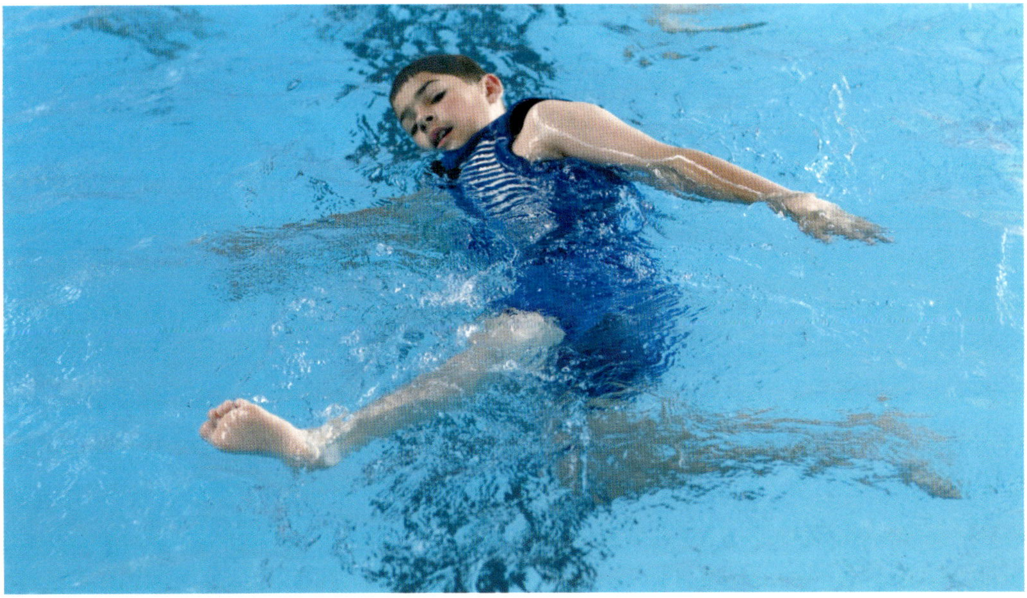

Übungen aus der Wassergymnastik (Seite 37–57) aus, die Sie nacheinander ausführen lassen. Die Schüler sollen durch relativ schnelle Wechsel der Übungen und Positionen gefordert werden. Eine andere Möglichkeit wäre, die Übungen mit einer Intensität ausführen zu lassen, die im Bereich der Kraftausdauer Wirkung erzeugt. Hier sind Sie aber gefordert! Versuchen Sie Spannung aufzubauen und die Schüler durch die intensiven Sekunden zu führen und zu begleiten.

➤ **Deep Water Running**: Durch alle Schrittformen werden wichtige Muskelgruppen gekräftigt. In den verschiedenen Trainingsformen (Seite 79–82) ist demnach auf die korrekte technische Ausführung zu achten.

Koordination

Eine gut ausgebildete Koordination erleichtert uns jede Tätigkeit im Alltag wie im Sport. Die Koordination stimmt, wenn der richtige Muskel im richtigen Moment mit der richtigen Dosierung aktiviert wird. Je besser die koordinativen Fähigkeiten sind, desto schneller und effektiver können schwierige Bewegungen erlernt werden. Eine ausgereifte Koordination ist demnach Grundlage für jede weitere allgemeine, aber auch spezialisierte, sportliche Betätigung. Die koordinativen Fähigkeiten hängen eng mit der Entwicklung des Zentralnervensystems zusammen, das in den ersten Lebensjahren sehr weit fortgeschritten ist. Es liegt deshalb auf der Hand, dass es kaum eine zu frühe Förderung der Koordination

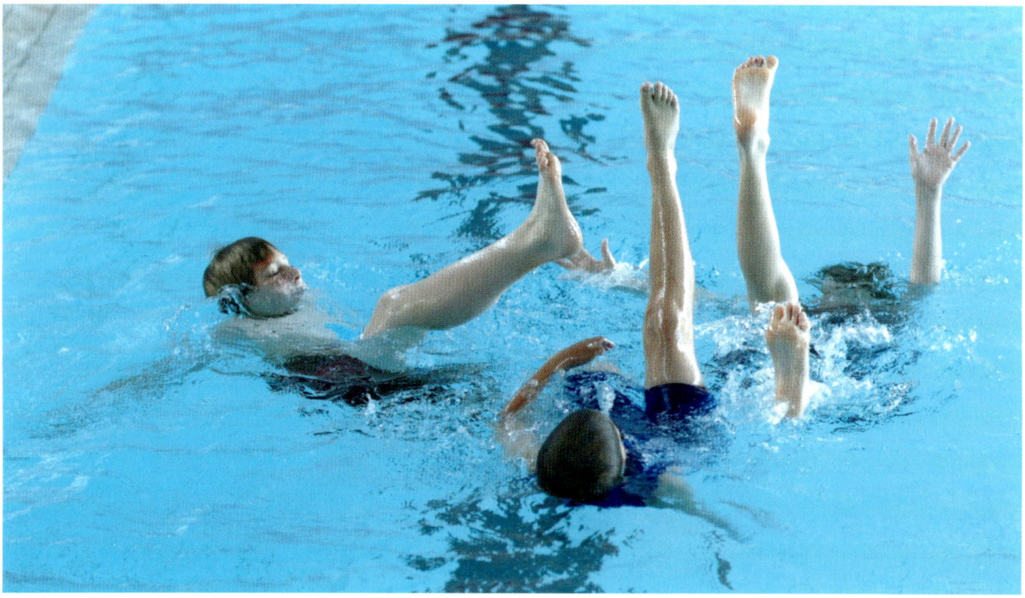

gibt. Durch den Bewegungsmangel, der heutzutage vorherrscht, wird die Ausbildung der koordinativen Fähigkeiten stark vernachlässigt oder teilweise sogar verpasst. Entscheidend ist demnach, dass in den verschiedenen Phasen der Entwicklung Bewegung ermöglicht und von Anfang an auf eine korrekte Ausführung geachtet wird, weil ein Umlernen wesentlich schwieriger ist als ein korrektes Neulernen. Daraus geht auch hervor, dass in allen Stufen die Koordination und ihre weitere Trainierbarkeit von der primären Entwicklung abhängt. Sind kompliziertere Bewegungsfertigkeiten das Ziel, ist die Schulung zwischen dem siebten Lebensjahr und dem Eintritt der Pubertät (Mädchen ab 11, Knaben ab 12 Jahren) am wirkungsvollsten.

Beispiel für die Schule oder die Jugendgruppe:

➤ **Wassergymnastik**: Setzen Sie möglichst viele verschiedene Übungen aus der Wassergymnastik (Seite 37–57) ein. Insbesondere Bewegungen, die koordinativ anspruchsvoll sind, wie beispielsweise rückwärts laufen, oder Übungen, die an Land nicht möglich sind. Achten Sie aber stets auf eine korrekte Position während der Ausführung.

➤ **Deep Water Running**: Die Ausführung der einzelnen Schrittformen ist koordinativ bereits eine große Herausforderung. Als Weiterführung bietet sich aber beispielsweise die Variation der Schrittformen in Bewegungsgröße (von ganz klein bis ganz groß), Zeit (von ganz langsam bis ganz schnell) und Dynamik (ohne Dynamik bis hohe Dynamik) an.

Beweglichkeit

Bewegungsmangel führt zu eingeschränkter Beweglichkeit.

Beweglichkeit ist eine elementare Voraussetzung für eine qualitativ und quantitativ gute Bewegungsausführung. Sie wirkt demnach in komplexer Weise positiv auf die physische Leistungsfähigkeit. Die Beweglichkeit kennt nicht nur das Alter als Einflussfaktor, sondern wird ebenfalls wesentlich beeinflusst durch unsere allgemeine Bewegungsarmut und unsere sitzende Lebensweise. Dies beginnt bereits bei unseren Kindern. Von einem Tag auf den andern müssen sie in der Schule etliche Stunden möglichst ruhig sitzen. Die Muskulatur muss eine sture, im ersten Moment einfach scheinende Haltearbeit verrichten, für die sie unzureichend gebaut und vorbereitet ist. Diese einseitige Belastung führt zu den heute immer häufiger auftretenden Haltungsschwächen und -problemen. Verschiedene Muskeln sind von der sitzenden Haltung verkürzt und abgeschwächt. Ein gezieltes Beweg-

Kraft und Beweglichkeit beeinflussen sich gegenseitig!

lichkeitstraining muss deshalb in der ersten Phase des Schulkindalters (ab 6 oder 7 Jahren) einsetzen.

Weil das optimale Alter für das Beweglichkeitstraining zwischen dem 10. und 12./13. Lebensjahr liegt, ist die Hauptarbeit in dieser Zeit zu leisten. In der ersten Phase der Pubertät (Mädchen ab 11, Knaben ab 12 Jahren) kann die Beweglichkeit dann allerdings zu einem momentanen oder gar bleibenden Problem werden. Der teilweise massive Wachstumsschub bewirkt ein »Nachhinken« einzelner Muskeln, was nicht nur zu koordinativen Schwierigkeiten, sondern auch zu einer Einbuße der Beweglichkeit führt. Das zeigt, wie wichtig auch in dieser Phase ein gezieltes Bewegungs- und Beweglichkeitstraining ist, und zwar mehr mit dem Ziel, zu erhalten als zu fördern. Am geeignetsten sind leichte Dehnungsformen, kombiniert mit »Kraftübungen« des eigenen Körpergewichts für die Haltemuskulatur.

Leben Sie den gesunden Lebensstil Ihren Kindern vor!

Das Beweglichkeitstraining muss auch nach Abschluss des Wachstums ein fester Bestandteil des Trainingsprogramm bleiben; oft sind Leistungsstagnationen auch auf eine mangelhafte Beweglichkeit zurückzuführen.

Beispiel für die Schule oder die Jugendgruppe:

➤ **Wassergymnastik**: Lassen Sie Übungen über das ganze Bewegungsausmaß ausführen, wie beispielsweise den Armzug oder den Pinguin und kräftigen Sie die abgeschwächte Muskulatur mit gezielten Wassergymnastik-Übungen (Seite 37–57).
➤ **Deep Water Running**: Die Ausführung der einzelnen Schrittformen, insbesondere des überlangen Schrittes, führt zu einer Verbesserung der Beweglichkeit.
Zudem bieten sich je nach Wassertemperatur isolierte Dehnungsübungen im Wasser und an Land an.

Weitere Trainingsvorschläge finden Sie unter www.ryffel.ch

Die Weichen für eine gute Gesundheit und Wohlbefinden im Alter werden bereits in frühen Jahren gestellt; zurzeit stehen diese Weichen für unsere Kinder ziemlich schlecht. Die Lebensgewohnheiten haben sich in eine Richtung entwickelt, die zu Sorge Anlass geben. Und dies, obwohl es eigentlich ganz einfach wäre, wenn man den Ur-Bedürfnissen des Kindes nachkommen würde. Unsere Botschaft lautet deshalb: Ermöglichen und unterstützen Sie die Bewegung Ihres Kindes und leben Sie den gesunden Lebensstil am besten selbst vor.

Das *Aqua-Fit*-Konzept

Im Laufe von zwanzig Jahren wurde *Aqua-Fit* in der Schweiz flächendeckend verbreitet. Weit über 700 ausgebildete *Aqua-Fit*-Leiter teilen sich an 360 Kursplätzen die Wasserfläche und bieten über 2000 *Aqua-Fit*-Kurse an; diese dauern durchschnittlich zehn Wochen und sind über das ganze Jahr verteilt. Im Wassersport sind diese Zahlen einmalig in Europa!

Als Markus Ryffel 1984 mit ersten *Aqua-Fit*-Lektionen anlässlich seiner Laufseminare begann, musste er noch große Überzeugungsarbeit bei Hallenbädern und Bademeistern leisten. Mittlerweile gilt *Aqua-Fit* als fester Bestandteil der Kursangebote in anhezu jedem Hallenbad.
Der Erfolg und die große Nachfrage von *Aqua-Fit*-Kursen hat neben den überzeugenden Inhalten zahlreiche weitere Gründe: Zum einen erstattet die grösste Schweizer Krankenversicherung *Helsana* ihren Versicherungsmitgliedern seit 1994 Anteile des Kursgeldes. Darüber hinaus wurde die Sensibilisierung und Schulung von Ärzten und Physiotherapeuten durch Infotage eingeführt und wird heute durch spezielle F.I.T.-Ausbildungslehrgänge fortgeführt. Mittlerweile hat *Aqua-Fit* in der Rehabilitation und Prävention seinen festen Platz, sei es in Form eines ärztliches Attests oder physiotherapeutischer Therapiearbeit, die in einem Kurs weitergeführt werden kann.

Ein weiterer wichtiger Baustein des gesamten Konzepts ist das Label *Qualitop* für die Qualitätssicherung. *Qualitop* ist ein unabhängiges Unternehmen, das die Qualität von Fitnesscentern und – seit der Existenz von *Aqua-Fit* – auch von Bewegungsprogrammen überprüft und zertifiziert. Zum ersten Mal wird auch die Leitertätigkeit bewertet und der Inhalt der Lektion analysiert. Der Sinn des Labels besteht darin, dass der Kunde bei der Suche nach dem geeigneten Kurs unter den zahlreichen Angeboten erfährt, ob ein Kurs wirklich gesundheitsfördernd ist und von einem entsprechend qualifizierten Lehrer unterrichtet wird.

Einzigartig ist letztendlich die *Aqua-Fit*-Seedurchquerung, das erste Event für den Gesundheitssportler, bei dem allein die Teilnahme entscheidend ist: Der Weg ist das Ziel!
Sie stellt für den gesundheitsbewussten Hobbysportler eine große Herausforderung dar.
Für die Promotion der Sportart *Aqua-Fit* ist die Seedurchquerung sehr wichtig und nicht mehr wegzudenken.

Anhang

Kurse

Schnupperkurse

Ryffel Running führt an verschiedenen Orten in der Schweiz so genannte *Aqua-Fit*-Schnupperkurse durch. Hier haben Sie die Gelegenheit, diese Trainingsmethode nicht nur theoretisch, sondern auch praktisch näher kennen zu lernen.

Aqua-Fit-Folgekurse

Aqua-Fit wird in der Schweiz flächendeckend in praktisch jedem Hallenbad über das ganze Jahr angeboten. Wer die Leiterausbildung bei Ryffel Running absolviert hat, ist berechtigt, *Aqua-Fit*-Folgekurse anzubieten und zu unterrichten. Die ausführliche und aktuelle Leiterliste finden Sie auf www.ryffel.ch im Bereich *Aqua-Fit*.

Aqua-Fit-Leiterausbildung

Ryffel Running bildet Kursleiter aus, welche an zahlreichen Orten in der Schweiz *Aqua-Fit*-Kurse anbieten. Das Ausbildungskonzept können Sie auf www.ryffel.ch im Bereich Aus- und Weiterbildung einsehen. Auskunft erteilt Ryffel Running Kurse (siehe 173).

Waterpowerday

Einmal jährlich findet der Waterpowerday statt. Dieser von *Fit for Life* und Ryffel Running organisierte ganztägige Kurs richtet sich an alle, welche die Vorzüge des einzigartigen Ganzkörpertrainings kennen lernen wollen. In Theorie und Praxis werden auf die Bereiche Lauftechnik, Trainingsmethoden und Trainingssteuerung eingegangen sowie Unterwasser-Videoaufnahmen zur Überprüfung der persönlichen Technik gemacht.

Aqua-Fit bei Rheuma

Für Menschen mit Rheuma werden die Lektionen von speziell weitergebildeten *Aqua-Fit*-Leiterinnen und -leitern in angenehm warmen Wasser (ca. 30°C) durchgeführt. Weitere Informationen erhalten Sie unter www.ryffel.ch

Adressen

Aqua-Fit-Kurse und -Leiterausbildung

• Ryffel Running Kurse GmbH
Tannackerstraße 7
CH-3073 Gümligen
Tel. 0041 (0) 31 952-7552
Fax 0041 (0) 31 952-7562
E-Mail kurse@ryffel.ch
Internet www.ryffel.ch

• Akademie Damp GmbH
Lehrinstitut für Physikalische
Therapie und Sportmedizin
Ostseebad Damp
Seeuferweg 23
D-24351 Damp
Tel. 0049 (0) 43 52-80 83 08
Fax 0049 (0) 43 52-80 83 12
E-Mail: lehrinstitut@damp.de
www.damp.de/lehrinstitut

• Monique Gschwendtner
Aqua-Fit Kurse &
Personal-Training
Karl-Truppe-Straße 29
A-9073 Viktring
Tel. 0043 (0) 650-41 02 830
E-Mail monique2000@gmx.at

Aqua-Fit-Zubehör

• Ryffel Running Shop
Münstergasse 14
CH-3011 Bern
Tel. 0041 (0) 31 311-2994
Fax 0041 (0) 31 311-2993

• Ryffel Running Shop
Seestraße 96
CH-8612 Uster
Tel. 0041 (0) 44 940-8787
Fax 0041 (0) 44 940-0470

• Ryffel Running Versand AG
Bankstraße 38
CH-8612 Uster 2
Tel. 0041 (0) 44 905-8200
Fax 0041 (0) 44 940-0470
E-Mail versand@ryffel.ch
Internet www.ryffel.ch

Aqua-Fit-Video

mit Dr. Thomas Wessinghage
und Markus Ryffel

Produziert von der Sportschule Magglingen mit dem mehrfach ausgezeichneten Kameramann Peter Battanta.

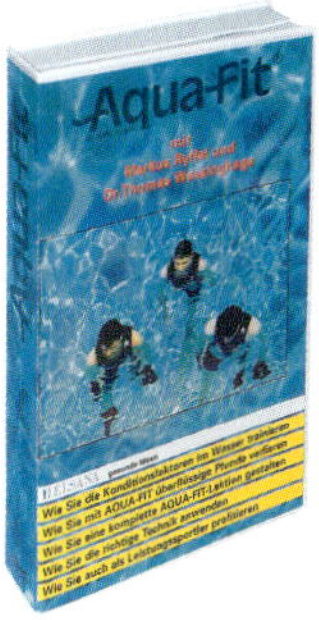

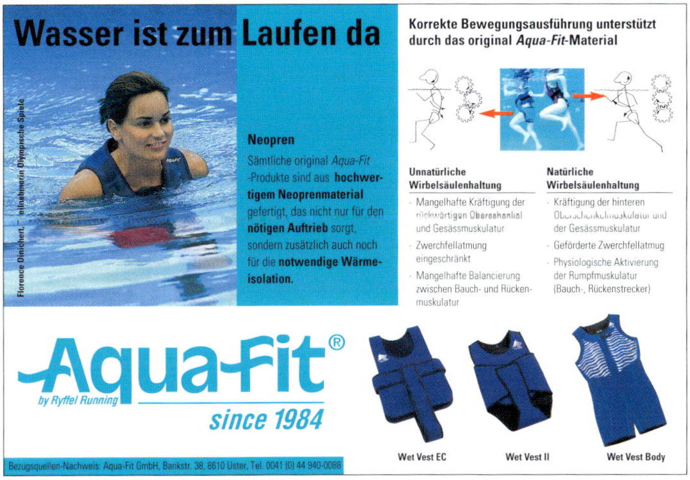

Register

Über die Autoren

Dr. Thomas Wessinghage (mittig)
Arzt, 1972 und 1976 Olympiateilnehmer, 1982 Europameister, 22 x Deutscher Meister, Weltcupsieger über 1500 Meter und 5000 Meter, hält den deutschen Rekord über 1500 Meter und 2000 Meter, ist ärztlicher Direktor der Rehaklinik Damp, Leiter des Deutschen Zentrums für Präventivmedizin Damp, hält Seminare und Vorträge und ist erfolgreicher Buchautor.

Markus Ryffel (rechts)
1984 Olympia-Silbermedaillengewinner über 5000 Meter, 2 x Hallen-Europameister über 3000 Meter, hält den Schweizer Rekord über 5000 Meter und 10.000 Meter, Gründer und Leiter des Unternehmens Ryffel Running Kurse GmbH, leitet Fitnesswochen und Workshops über Trainingslehre, Gesundheitsförderung und Eventorganisation im In- und Ausland und ist erfolgreicher Buchautor.

Valentin Belz (links)
Diplomierter Sportlehrer und Projektleiter von *Aqua-Fit*, ist zuständig für die Aus- und Weiterbildung von *Aqua-Fit*-Leitern.

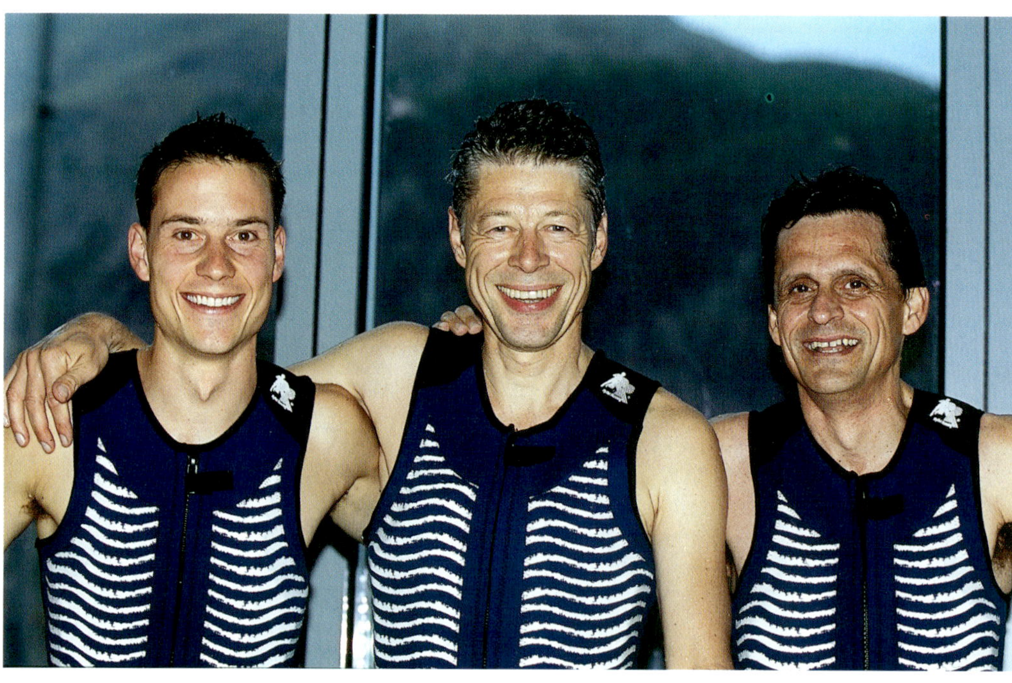